ÜBER PSYCHOLOGIE UND PSYCHOPATHOLOGIE DES JUGENDLICHEN

VON

DR. THEODOR HELLER
DIREKTOR DER ERZIEHUNGSANSTALT WIEN-GRINZING

WIEN
VERLAG VON JULIUS SPRINGER
1927

ISBN-13: 978-3-7091-5225-6 e-ISBN-13: 978-3-7091-5373-4
DOI: 10.1007/978-3-7091-5373-4

Sedulo curavi, humanas actiones non ridere, non lugere neque detestari, sed intelligere.

(Ich habe mich eifrig bemüht, des Menschen Tun weder zu belachen, noch zu beweinen, noch es zu verabscheuen, sondern es zu begreifen.)

Spinoza.

Vorwort

Als ich vor mehr als dreißig Jahren damit begann, psychopathische Kinder und Jugendliche nach heilpädagogischen Gesichtspunkten zu behandeln, hatte ich neue Wege beschritten. Ich hatte schon damals die Ansicht vertreten, daß die Betrachtung pathologischer Erscheinungen bei Kindern und Jugendlichen auch für die Erkenntnis normaler Verhältnisse nützlich und notwendig sei, und in diesem Sinne hatte ich vor längerer Zeit eine kurze, allgemeinverständliche Abhandlung über Psychologie und Psychopathologie des Kindesalters verfaßt, die 1925 in zweiter Auflage im Verlage Julius Springer in Wien erschienen ist. Die Betrachtungen dieses Büchleins brechen mit dem Pubertätsalter ab, und es war naheliegend, die Arbeit über letzteres hinaus weiterzuführen und der Pubertätsforschung damit einiges neue Material in die Hand zu geben.

Ich habe diese Absicht nun verwirklicht, möchte aber ausdrücklich bemerken, daß das Büchlein keineswegs dazu bestimmt ist, das Studium der hervorragenden Werke zu ersetzen, die über Psychologie und Psychopathologie des Jugendlichen veröffentlicht worden sind. Aber der Umstand, daß vorliegendes Büchlein schwierige Problemstellungen vermeidet und allgemeinverständlich geschrieben ist, wird es vielleicht für Zwecke der Einführung in ein neues und nicht eben leicht zugängliches Gebiet geeignet erscheinen lassen.

Meiner Arbeit liegen eigene Beobachtungen zugrunde, die ich nicht bloß an psychopathischen, sondern auch an normalen Jugendlichen zu machen in der Lage war. Letzteren hatte meine Anstalt in den Kriegsjahren und in der Nachkriegszeit ein Asyl geboten, und ich hatte Gelegenheit, in nahem Verkehr mit ihnen tiefe Einblicke in ihr Seelenleben zu tun.

Die Jugendpsychologie begründet sich auf der Kinderpsychologie. Viele Erkenntnisse sind beiden gemeinsam. Um Wiederholungen und Weitschweifigkeiten zu vermeiden, habe ich an einigen Stellen auf mein oben erwähntes Büchlein über

Kinderpsychologie Bezug genommen und auf die betreffenden Stellen durch schief gesetzte Ziffern, die die Seitenzahl bedeuten, hingewiesen. Die Gliederung in Vorträge, die in dem früheren Büchlein Zustimmung gefunden hat, habe ich auch hier beibehalten.

Erziehungsfehler, die in der Pubertätszeit begangen werden, sind von folgenschwerer Art, sie lassen sich oft nicht mehr gutmachen und drängen die Entwicklung eines Menschen nicht selten in abwegige Richtung. Darum sollte jeder Erzieher, der mit Jugendlichen zu tun hat, über hinreichende Kenntnisse, die Eigenart Jugendlicher betreffend, verfügen. Aus diesem Grunde wünsche ich dem Büchlein weite Verbreitung und hoffe, daß es Nutzen stiften werde.

Wien-Grinzing, März 1927

Th. Heller

Inhaltsverzeichnis

I. Psychologie des Jugendlichen

II. Psychopathologie des Jugendlichen

I. Psychologie des Jugendlichen

Erster Vortrag

Wesen und Bedeutung der Pubertät — Methoden der Erforschung — Die Entdeckung des Ich — Spiel der fiktiven Selbstbestimmungen

In einer Zeit, in der die Kinderpsychologie zu hoher Blüte gediehen war, war die Jugendpsychologie über ihre ersten Anfänge noch nicht hinausgekommen. Wohl hatte man sich längst über die Bedeutung der Reifezeit für die spätere Entwicklung des Menschen Rechenschaft gegeben. Aber man sah hier doch zumeist nur die Schädigungen und Gefahren, die den heranwachsenden Menschen drohten, während man den aufbauenden Kräften, die sich in dieser Zeit geltend machen, nur geringe Beachtung schenkte. Die populäre Auffassung, der auch nicht wenige Erzieher und Lehrer beipflichteten, ging dahin, daß die geradlinige seelische Entwicklung des Kindes gestört und unterbrochen werde durch das Auftreten des Geschlechtstriebes, der unerwünschte Gefühle und Willensrichtungen wachrufe, die Erziehungsfähigkeit beeinträchtige und sittliche Mängel folgenschwerster Art veranlassen könne. Nicht wenig beeinflußt wurden diese Vorstellungen durch Veröffentlichungen ärztlicher Autoren, die nachzuweisen in der Lage waren, daß in der Reifezeit viele Neurosen und Psychosen ihren Anfang nehmen oder manifest werden, ferner durch die von heilpädagogischer Seite ausgegangenen Feststellungen, daß Verwahrlosung und Kriminalität im Jugendalter mit überraschend hohen Zahlen einsetzen. So erschien das Sexuelle im reifenden Menschen gleichsam als feindliche Macht, die mit allen verfügbaren Mitteln bekämpft werden müsse. Die Befürchtungen, die sich in vielen Fällen fast zu einer Angst vor der Pubertät steigerten, führten zu pädagogischer Unsicherheit, vielfach zu einem System des Mißtrauens und einer wenig rücksichtsvollen Überwachung, zu einseitiger Strenge und zur Geringschätzung aller Empfindlichkeiten des Jugendlichen, was von diesem als schwere Beeinträchtigung gefühlt, beurteilt und mit zunehmender Entfremdung vergolten wurde. Es gibt viele Erwachsene, die an ihre Jugendzeit mit bitteren Gefühlen zurückdenken, und *Herbart* ist im

Rechte, wenn er sagt: „Geistvolle Männer pflegen, in ihre Jugendjahre zurückschauend, zu wünschen, diejenige Erziehung, welche sie genossen haben, möchte in manchen Punkten anders gewesen sein.“ Wenn man überlegt, weshalb so viele und große Fehlgriffe in der Erziehung auch von Personen gemacht worden sind, denen Erziehung Herzenssache gewesen ist, so kommen wir zu dem Ergebnis, daß die Pädagogik in dieser Periode der psychologischen Führung völlig entbehrte und daß sie besten Falles als planloses Experimentieren bezeichnet werden kann. Das leuchtet aber in eine der Hauptschwierigkeiten hinein, mit denen die Jugendpsychologie in methodischer Hinsicht zu kämpfen hatte. Wir kommen an der Frage nicht vorbei, wieso es möglich war und zum Teil noch möglich ist, daß Erzieher, die selbst in ihrer Jugend eine derartige gutgemeinte, aber unzweckmäßige und peinigende Führung erfahren hatten, nun die junge Generation nicht besser und vernünftiger zu erziehen imstande sind. Wir müssen es doch paradox finden, daß noch immer gerade auf dem Gebiet der psychischen Jugendpflege die sonderbarsten Anschauungen vertreten und geglaubt werden, während doch jeder in der Lage sein müßte, auf Grund eigener Erfahrungen die Richtigkeit dieser Lehren zu kontrollieren und Unwahres zurückzuweisen. Wir sind alle inmitten anderer Jugendlichen jung gewesen, die psychischen Inhalte dieser Zeit leben zum Teil in uns fort. Sollte nicht ein Erwecken von Erinnerungen an diese Zeit genügen, um uns bei der Erziehung der jüngeren Generation vor Fehlgriffen zu bewahren?

Wenn wir es uns angelegen sein lassen, in möglichst großer Sammlung an unsere Jugendzeit zurückzudenken, so kommen wir zu dem überraschenden Resultat, daß ein großer Teil unserer damaligen Erlebnisse ins Meer der Vergessenheit versunken ist. Vereinzelt leuchtet das eine oder das andere Ereignis auf, aber bei genauer Prüfung ergibt sich, daß manches, was wir für eigene Erfahrung hielten, nur aus Mitteilungen anderer geschöpft ist. Während wir über Kindheitserinnerungen in großer Fülle und in voller Klarheit verfügen, sind die meisten Jugenderinnerungen schattenhaft, undeutlich, wie verschleiert. Auch wenn wir methodisch vorgehen, rückwärts schreitend Erinnerung an Erinnerung reihen, kommen wir bald an eine Grenze, jenseits welcher uns das Gedächtnis im Stiche läßt.

Diese Tatsache ergibt sich immer wieder, wenn man reife und beobachtungsfähige Männer und Frauen auffordert, über ihre Jugendjahre zu berichten. Auch Fehlerinnerungen schleichen sich ein. Es kommt nicht selten vor, daß in der Jugendzeit lebhaft und leidenschaftlich Begehrtes und Erwünschtes in späteren Jahren als wirkliches Erlebnis, nicht selten sogar mit bildhafter Lebhaftigkeit, vor dem innern Blick erscheint. *Spranger* sucht auch die Tatsache, daß keine Periode unseres Lebens so leicht unserem Gedächtnis entschwindet wie die Pubertätsjahre, damit zu erklären, daß die Erschütterungen jener Zeit ihre Bedeutung nur während ihres Erlebens behalten und dann vergessen werden. Vielleicht spiele hier auch ein Nichtmehrwissenwollen mit. Unangenehmes wird ja im Leben leicht vergessen, und die Pubertätszeit ist so vielfach mit Unlust durchsetzt, daß man verstehen könnte, weshalb ihr Inhalt der Erinnerung bis auf wenige Spuren verlorengeht. Am ehesten scheint mir die sonderbare Tatsache dadurch erklärt, daß die Pubertätszeit vorwiegend angefüllt ist mit Gefühlen, Stimmungen und Affekten so sonderbarer und verwickelter Art, daß ihre spätere Reproduktion überhaupt nicht oder nur zufallsweise möglich erscheint, wobei noch zu berücksichtigen ist, daß dem Substantiellen, den erlebten Tatsachen, den Gefühlen und der Gemütslage gegenüber oft nur der Charakter des Sekundären, des Nebensächlichen, zukommt.

Wir sehen also, daß die Methode der Rückerinnerung, der Selbstbesinnung, uns hier im Stiche läßt. Damit ist aber auch die Möglichkeit, Erziehungsmaßnahmen, die wir Jugendlichen gegenüber anwenden, an eigenen Früherlebnissen gleichsam zu messen, auf ein Minimum zurückgestellt.

Für diejenigen, welche die Seele der Jugendlichen zu ergründen streben, muß es aber noch andere Wege geben, um in dieses unwegsame und unbekannte Gebiet vorzudringen. Und da liegt es nun nahe, an eine Methode zu denken, die in der Kinderpsychologie vorzügliche Dienste geleistet und zu vielen Erkenntnissen verholfen hat, nämlich an die der direkten Beobachtung, die hier, da doch eine entsprechende Entwicklung der Ausdrucksfähigkeit vorausgesetzt werden kann, zur Methode der Befragung ausgestaltet werden könnte. Von dieser Methode ist namentlich in Amerika außerordentlicher Gebrauch gemacht worden und in tausenden Fragebogen hat man von Jugendlichen Angaben über ihre Anschauungen, Gesinnungen und Werturteile zu erhalten gesucht.

Naivität und Aufgeschlossensein sind nach *Homburger* seelische Merkmale normaler Kinder. Ihnen ist auch jede Verschleierung psychischer Inhalte fremd; Echtheit ist ein weiteres Merkmal gesunden kindlichen Seelenlebens. Ganz im Gegensatz hiezu ist eines der wesentlichsten Merkmale der Pubertät

Abgeschlossenheit bis zur völligen Vereinsamung. Es scheint eine allgemeine biologische Regel zu sein, daß sich große, lebenswichtige Veränderungen nur in Abgeschlossenheit vollziehen. Der Pubertierende lehnt in der Regel die Einmischung Erwachsener, selbst nächster Angehöriger, ab; darauf ist vielfach die immer wiederkehrende Klage zurückzuführen, der Sohn oder die Tochter seien Fremde in der Familie geworden. Hier handelt es sich in der Mehrzahl der Fälle nicht um einen ethischen Defekt, sondern um ein Verhalten, das nicht von der Willkür des einzelnen abhängt und naturnotwendig geboten ist. Erkenntnisse solcher Art machen sich aber Eltern schwer zu eigen, zumal dies den ersten Verlust an Elternrechten bedeutet, auf die Vater und Mutter nur ungern verzichten.

Wie sehr Jugendliche jede seelische Enthüllung zu vermeiden trachten, geht aus einer Begebenheit hervor, über die *Spranger* in seinem Werk berichtet: *Goldbecks* (eines hervorragenden Pädagogen, dem *Spranger* sein Buch zugeeignet hat) Abiturienten lehnten einmal die Aufforderung, eine persönliche Lebensbeschreibung zu liefern, mit der Begründung ab, sie fürchteten, sich damit seelisch zu sehr zu verraten. Es gibt nicht bloß eine körperliche, sondern auch eine seelische Keuschheit, die vielleicht noch höher zu werten ist als jene. Abgesehen aber von solchen mehr gefühlsmäßigen Hemmungen sind wahrscheinlich die meisten Jugendlichen gar nicht imstande, adäquat auszudrücken, was in ihrem Innern vorgeht. Das seelische Geschehen, das der Jugendliche in sich erlebt, ist nichts Geschlossenes, nichts Fertiges, befindet sich in stetem Flusse und läßt sich daher offenbar auch nicht ohne weiteres anderen verständlich beschreiben. Es fehlt hier zunächst an der Möglichkeit, sich selbst zu verstehen, und damit auch an der Fähigkeit, die eigenen seelischen Zustände anderen begreiflich zu machen.

Eine eigenartige Stellung kommt hier der Lüge Pubertierender zu. Es ist darauf hingewiesen worden, daß Jugendliche nicht selten lügen, und es gibt Fälle, in denen Jugendliche untereinander Unaufrichtigkeit und geringe Wahrheitsliebe als schlimme Fehler brandmarken, während sie Erwachsenen, selbst den eigenen Angehörigen gegenüber, Lügen ohne weiteres gebrauchen. Hier erscheint nun die Lüge oft als eine Sicherung, als eine Schutzwehr allen Versuchen gegenüber, Einblick in ihr Innenleben zu gewinnen. Eine andere solche Schutzwehr ist der Trotz. Peinlichen Befragungen werden absolutes Schweigen oder einige nichtssagende Redensarten entgegengesetzt, hinter denen nicht selten Ablehnung, Groll und Widerwillen aufflammen.

Ich bin von jeher Jugendlichen, die gleichsam ihr Herz auf der Zunge tragen und jederzeit bereit sind, über ihre Gesinnungen und ihre Gemütslage Aufschluß zu geben, mit großer Vorsicht entgegengekommen. Es sind zumeist seichte, oberflächliche, unsäglich eitle Naturen oder Psychopathen, die stets nur nach außen leben. Das Material, das ihre Mitteilungen ergeben, hält in der Regel einer strengen Prüfung nicht stand und ist zumeist für wissenschaftliche Zwecke nicht brauchbar. Wohl gibt es aber bei normalen, tief veranlagten, hochstrebenden Pubertierenden Momente höchster innerer Spannung, in denen das unabweisbare Bedürfnis entsteht, sich einem älteren, verstehenden Freund anzuvertrauen. Solche Aussprachen, oft von starken Affekten getragen, sind Katharsis, Beichte, und gewähren Einblick in die inneren Kämpfe, die Zerrissenheit, die seelischen Konflikte des Jugendlichen, der vergeblich einen Ausweg sucht, an sich selbst irre wird und den Mangel an innerer Harmonie und Geschlossenheit quälend empfindet. Der Pubertierende verlangt in solchen Momenten nicht eigentlich Rat und Hilfe — ein Innerstes sagt ihm, daß er sich nur selbst Rat und Hilfe bringen kann — sondern Verstandenwerden. „Es ist, als ob nur durch ein tieferes Verstehen dem werdenden Wesen herausgeholfen werden könnte" (*Spranger*). Solche Offenbarungen, die für jeden, der sie erlebt, etwas Erschütterndes haben, tragen mehr zum Verständnis der jugendlichen Psyche bei als langwierige Untersuchungen.

Eine Methode, die mir am meisten dazu verholfen hat, Jugendliche in ihrem Wesen zu erfassen, ist die der Einfühlung, des Begreifens. Dieser Methode gibt auch *Walter Hoffmann* vor allen anderen den Vorzug. Wer mit Jugendlichen lebt, engere Beziehungen zu ihnen gewinnt und sich schließlich ihres Vertrauens erfreut, erlangt nach einiger Zeit Verständnis für ihre Eigenart, er wird, ohne sich ihnen aufzudrängen, in manches eingeweiht, was Fernstehenden verborgen bleibt, und er wird schließlich in der Lage sein, sich ein ungefähres Bild von der seelischen Situation der Jugendlichen zu machen, mit denen er in Gemeinschaft lebt. Vielleicht sind als Voraussetzungen dieser Methode ein psychologisch geschärfter Blick und Liebe für die Jugend unerläßlich. Wer mehrere Jugendliche um sich hat, gewinnt auch Einblick in die seelischen Differenzen, vermag aber dann um so schärfer das Gemeinsame, Verbindende zu erkennen. Daß auch die Methode der Einfühlung ihre schwachen Seiten hat, ist naheliegend. Zunächst ist sie eine sehr individuelle Methode insofern, als sie durchaus von der Persönlichkeit des

Beobachters abhängt. Alle Beobachtungen passieren gleichsam das Medium der eigenen seelischen Persönlichkeit, sie werden hier wahrscheinlich irgendwie verändert, indem verwandte Saiten der eigenen Psyche mitschwingen, manches verstärken, manches abschwächen, was möglicherweise an und für sich von nicht geringer Bedeutung ist. Auch dunkle Erinnerungen an die eigene Jugendzeit spielen hier offenbar eine Rolle und drängen sich in die Wertung der Beobachtungen oft unbewußt ein. Die Struktur der Jugendpsyche und die der Psyche des reifen Mannes sind zu verschieden, als daß ein restloses Verstehen tatsächlich erfolgen könnte. Aber immerhin scheint hier eine Grundlage gewonnen, von der aus ein Begreifen der Vorgänge möglich ist, denen wir uns von anderer Seite nicht hinlänglich nähern konnten.

An und für sich wird keine der angeführten Methoden zur restlosen Aufhellung aller Tatbestände verwertet werden können. Aber wenn wir nach eingehender Prüfung alle Daten zusammenstellen, die wir irgendwie von der jugendlichen Psyche erhalten können, so ergibt sich schließlich doch ein Bild, das der Wirklichkeit entspricht. Allerdings werden wir uns auch hier *Obersteiners* Ausspruch vor Augen halten müssen, daß jeder Fortschritt in der Erkenntnis eine Vermehrung ungelöster Fragen bedeutet.

Können und sollen auch Werke der Dichtkunst, insbesondere die sogenannten Entwicklungsromane, als Quellen für eine wissenschaftliche Jugendkunde verwertet werden? Sicherlich, soweit es sich um Autoren handelt, die eine Eigenschaft besitzen, die ich den psychologischen Seherblick nennen möchte. Wer nicht über dichterischen Schwung verfügt, kann unmöglich jene sonderbaren, zerfließenden, unbestimmbaren Gemütsbewegungen kennzeichnen, die das innere Wesen der Pubertierenden ausmachen. Deshalb erscheint der Dichter zur Darstellung der seelischen Konflikte der Reifezeit geradezu berufen. *Ch. Bühler* verwendet daher auch die Schöpfungen von *Gottfried Keller*, *Hermann Hesse*, *Wassermann*, *Andreas-Salomé* und andere als vollwertige Quellen. Die Lektüre dieser Schriften, denen auch als Kunstwerken hoher Rang zukommt, kann allen, die sich mit den Problemen der Jugendpsychologie beschäftigen wollen, aufs eindringlichste empfohlen werden.

Diesen Schöpfungen gegenüber stehen autobiographische Darstellungen zumeist weit zurück. Hier zeigt sich wieder die Tatsache, wie viel von Jugenderlebnissen und Jugendstimmungen dem Gedächtnis später restlos entschwindet. Manche Autoren gleiten über die Darstellung ihrer Jugendzeit rasch hinweg, bei vielen treten Konstruktionen an Stelle tatsächlicher Verhältnisse. Es ist recht kennzeichnend, daß auch große Dichter uns von ihrer Jugendzeit ein nur sehr mangelhaftes Bild zu liefern vermochten.

Um so höher sind als Quelle jugendkundlicher Erkenntnisse Tagebücher zu werten, und es ist *Ch. Bühlers* außerordentliches Verdienst, höchst wertvolles Material, das in Tagebüchern niedergelegt ist, zum erstenmal in wissenschaftlich einwandfreier Weise gehoben zu haben. „Ein Tagebuch, das Jahre hindurch einen jungen Menschen in einsamen Kämpfen, in seiner Jugendnot und Sehnsucht und seinem Jugendglück begleitet hat, hinterläßt einen tiefen Eindruck vom Wert des Menschenlebens und von der Bedeutung gerade der Entwicklungsjahre." Vierzehn Tagebücher hat *Ch. Bühler* in der letzten Auflage ihres Werkes verwendet. Allerdings sind der Benützung strenge Prüfungen des Inhaltes vorangegangen; ausgeschieden sind alle jene Darstellungen, die auf psychopathische Eigenart schließen lassen. Das erscheint sehr wichtig, denn gerade Psychopathen und insbesondere Hysterische sind zu schriftlichen Darstellungen sehr geneigt. Was sie aber zu Papier bringen, entbehrt durchaus der Echtheit, es sind Selbstbespiegelungen und Selbstberäucherungen, die ein vollkommen falsches Bild von dem Wesen Jugendlicher ergeben würden. Außerdem tritt in solchen schriftlichen Darstellungen das sexuelle Moment in unnatürlicher Weise hervor. Während die Tagebücher normaler Pubertierender ängstlich vor dem Einblick aller Unberufenen gehütet werden, sind die Tagebücher Hysterischer oft nur zum Entdeckt- und Gefundenwerden verfaßt. Ein solch fragwürdiges Dokument, dessen Echtheit übrigens aus gewichtigen Gründen angezweifelt wird, ist das Tagebuch eines halbwüchsigen Mädchens, herausgegeben vom Internationalen psychoanalytischen Verlag. Außer den von *Ch. Bühler* benützten und herausgegebenen Tagebüchern verdienen besondere Beachtung auch die von *William Stern* als erster Band des Werkes: „Anfänge der Reifezeit" veröffentlichten Tagebuchaufzeichnungen eines Knaben, die von der Mitte des zwölften bis zum vollendeten fünfzehnten Lebensjahre geführt und von *Stern* mit einer Fülle feinsinniger Bemerkungen versehen wurden. „Der unschätzbare Vorzug des Tagebuches gegenüber jeder andern schriftlichen Äußerung des jungen Menschen ist die Spontaneität." Das Führen eines Tagebuches entspringt innerem Drang, innerem Bedürfnis. Nur ein kleiner Teil der Jugendlichen führt regelmäßig ein Tagebuch. Eine Umfrage, die Studienrat *Misslack* 1926 bei Schülern des Thomas gymnasiums in Leipzig veranstaltete, ergab, daß von 184 Schülern nur acht ein Tagebuch regelmäßig führten. Gelegentliche Aufzeichnungen hingegen machten 109 Schüler. Von diesen bezogen sich 55 auf Erlebnisse im allgemeinen, 32 enthielten Bemerkungen über Literatur und Musik, 76 über Reisen und Wanderungen (nach *W. Hoffmann*).

Weitaus die meisten Jugendlichen lenkt der Trieb nach Selbstdarstellung in andere Bahnen. Es gibt eine große Zahl von Jugendlichen beiderlei Geschlechtes, die Tagebücher beginnen, aber nach wenigen Eintragungen im Stiche lassen. Wichtig ist hier auch der Umstand, daß bei den Mitteilungen im Tagebuch keine Rücksicht auf Personen obwaltet, denen Geständnisse abgelegt werden, und deren mögliche Reaktionsform bei der Art der Mitteilung doch irgendwie in Betracht käme. Es ist sicher ein anderes, ob ich als junger Mensch eine meine Person betreffende Mitteilung einem nahen Freunde oder einem Lehrer, einem Altersgenossen oder einem Erwachsenen mache. Allerdings betont *Stern*, daß auch bei den Tagebucheintragungen die Rücksicht auf einen „andern" obwaltet — „und mag dieser ‚andere' auch nur das eigene Ich in einem späteren Zeitpunkt sein, oder irgendein unbekannter Leser, dem einmal das Buch später in die Hände fallen könnte". Aber von allen Mitteilungsmöglichkeiten ist die an das Tagebuch denn doch die freieste und unpersönlichste. Darin liegt ein gut Teil seiner Bedeutung. Eigenartig ist übrigens die Wirkung der Tagebucheintragungen auf den Verfasser selbst, wenn er sie nach vielen Jahren wieder zur Hand nimmt. Eine merkwürdig zwiespältige Stimmung tritt auf, das Ich der Jugendzeit und das gegenwärtige Ich passen nicht zusammen, streben aber doch zueinander. Ereignissen, die sofort als eigene Erlebnisse erkannt werden, stehen andere gegenüber, die sich lesen, als ob sie einen Fremden betreffen würden. Einige Mitteilungen wirken als Überraschungen. Dem Vergessen fallen Tatsachen anheim, die zur Zeit, als sie eingetreten waren, den jungen Menschen sicher tief aufgerührt hatten. Man sieht, wie weit, an eigenen Erlebnissen gemessen, die Psyche des Pubertierenden von der des reifen Menschen verschieden ist, wie wenig Berührungspunkte sich hier finden, und daß somit ein Verstehen und Begreifen der Jugendlichen sich keineswegs mit dem redlichen Willen hiezu von selbst einstellen muß. Ein ähnliches Fremdheitsgefühl meinen eigenen Jugenderlebnissen gegenüber habe ich wahrgenommen, als ich nach etwa 30 Jahren die Briefe las, die ich als junger Mensch aus der Ferne an meine Eltern gerichtet hatte.

Bevor wir uns den Einzelproblemen der Reifezeit zuwenden, wird es notwendig sein, den Begriff der Pubertät schärfer zu umgrenzen. Das Wort Pubertät (von pubertas = Mannbarkeit) bezieht sich eigentlich auf die körperlichen Zeichen der Reife. Wenn von Pubertät im allgemeinen gesprochen wird, denkt man zunächst an die somatischen Veränderungen, die in dieser Zeit vor sich gehen. Diese Auffassung hat dann weiter dazu geführt, daß man die seelischen Veränderungen gleichsam als Funktion der körperlichen Reifung ansah. Es ist nun ohne weiteres klar, daß körperliche und seelische Veränderungen in dieser Zeit in inniger Wechselwirkung stehen. Wir haben hier einen kleinen Ausschnitt eines Problems von universeller Bedeutung vor uns, das sich auf das Verhältnis von Leib und Seele überhaupt bezieht und das im Rahmen dieser Vorträge nicht weiter ausgeführt werden kann. Ganz abgesehen von der theoretischen Unmöglichkeit, körperliche und geistige Vorgänge so grundverschiedener Art, wie sie die körperliche und die geistige Pubertät mit sich bringen, unmittelbar aufeinander zu beziehen, steht einer Stufenfolge von numerisch begrenzten Veränderungen auf körperlicher Seite eine unendliche Fülle seelischer Vorgänge gegenüber, die sich selbst bedingen, zum Teil auch auf den körperlichen Zustand zurückwirken, nicht aber aus diesem hervorgehen. „Die Psychologie der Jugendlichen ist bisher nicht weiter gekommen, weil sie in der Regel bemüht war, die seelischen Veränderungen der Pubertätszeit aus den körperlichen Veränderungen zu erklären." Bei der Erforschung der seelischen Pubertät muß der Grundsatz gelten: Psychologica psychologice, das heißt Psychologie ist nach psychologischen Methoden zu treiben (*Spranger*). Die Reifung der Geschlechtsfunktionen und die damit zusammenhängenden Erscheinungen sind sicher eine Tatsache von außerordentlicher Wichtigkeit, vom Standpunkt der Physiologie und Biologie vielleicht das Grundproblem der Pubertät, aber der Psychologie obliegt die Aufgabe, in der Fülle von seelischen Veränderungen, die in verwirrender Mannigfaltigkeit sich dem Forscher darstellen, nach leitenden Prinzipien, nach Gesetzmäßigkeiten zu suchen, die das Gesamtgebiet der seelischen Pubertät verständlich machen, den Sinn der ungeheuren Umwälzung, die sich hier vollzieht, erkennen lassen.

Die Jugendzeit steht zwischen der locker gefügten seelischen Struktur der Kindheit und der festgefügten, in sich geschlossenen Struktur des reifen Alters. In der Pubertätszeit findet die Vermittlung zwischen diesen Strukturen statt. Was hier seelisch geleistet wird, ist letzten Endes Aufbauarbeit. Allerdings ist es zu diesem Zwecke nötig, manche psychische Verbindung, die in der Kindheit hergestellt worden ist, zu lösen und neue Beziehungen zu schaffen. Während der seelische Blick des Kindes nach außen gerichtet ist, während hier die Tore des Bewußtseins weit offen stehen, um immer neue Wahrnehmungen einströmen zu lassen, wendet sich in der Pubertätszeit der Blick nach innen. Das Kind ist sich der inneren Vorgänge bei seiner geistigen Arbeit, die der Hauptsache nach Aneignung ist, nicht bewußt. Der Jugendliche sieht in die Werkstätte, in der seine inneren Werte geprägt werden, hinein, er wendet seine Aufmerksamkeit zum Teil von der Außenwelt ab — daher sein Bedürfnis nach Alleinsein und Abgeschlossenheit — und der Innenwelt zu; „immer schärfer und ausdrucksvoller entfaltet sich vor dem jungen Menschen eine zweite Welt neben jener ihm so vertrauten Außenwelt" (*W. Stern*).

Mit dieser gleichsam zentrierten Beobachtungsart hängt ein Ereignis zusammen, das für die weitere Lebensentwicklung des Jugendlichen von außerordentlicher Bedeutung ist: die Entdeckung des Ich. Die Zusammenfassung seiner inneren Kräfte, das Bewußtsein der Selbsttätigkeit, der Produktivität, des von innen heraus Gestaltenkönnens, führt zu dem Bewußtsein des Ich als neuem Erlebnis. Es ist im Anfang offenbar nur ein vages Gefühl, das das Ichbewußtsein einleitet. In der Regel stellt sich das klare und deutliche Ichbewußtsein nicht auf dem Wege langwieriger Erwägungen ein. Es kommt über den Jugendlichen oft plötzlich wie eine Offenbarung, geht mit starker Affektlösung einher und bewirkt von da ab eine Umstellung der psychischen Beziehungen, die sich vor allem in einer andern Willenslage zu erkennen gibt, in einem Unabhängigseinwollen von außen und in dem Trieb, sein Schicksal selbst zu bestimmen. Wollen und Können stehen hier in unlösbarem Widerspruch. Es beginnt ein Selbsterproben, ein Experimentieren mit und an sich selbst mit notwendigerweise erfolgenden Enttäuschungen, die häufig auf die Umgebung bezogen werden und zu einem grenzenlosen Weltschmerz führen. Aber trotzdem beginnt das Spiel immer von neuem: Immer wieder die zu hoch gegriffene Zielsetzung, die Aufwendung seelischer Kräfte für eine Aufgabe, die unerreichbar ist. Erfinden, Entdecken, weltbewegende Probleme lösen, der Wunsch, Werke unerhörter Art zu vollbringen, sind an der Tagesordnung.

Hier wäre vielleicht die Frage am Platze, wozu diese ungeheuerliche Energieverschwendung dienen soll, ob sie den Pubertierenden nicht nur schädigt, der oft genug, obzwar die ihm aufgetragene pflichtgemäße Arbeit seine Kräfte keineswegs übermäßig in Anspruch nimmt, wie unter schwerster Überbürdung leidet? Aber bei reiflichem Nachdenken wird uns der tiefere Sinn dieser scheinbaren Selbstüberbürdung klar. Offenbar ist mit dieser vermeintlichen Kräftevergeudung eine Art geistigen Trainings verbunden. Es handelt sich nicht um Erreichung fiktiver Ziele, sondern nur um Einübung von Willenstätigkeiten in einem Ausmaß, wie sie das spätere Leben erfordert. Der kindliche Wille ist so primitiv, so unentwickelt, daß eine gewaltige Arbeit geleistet werden muß, um den Willen auszubilden für jene enormen Anforderungen, wie sie der spätere Kampf ums Dasein bringt. Die vielen vergeblichen Zielsetzungen und die hiedurch bedingten Mißerfolge dienen sicherlich der richtigen Einschätzung der eigenen Kräfte. Und schließlich hat das Spiel der fiktiven Selbstbestimmungen auch den Zweck, zur Bereitstellung nach Intensität und Qualität richtig bemessener Kräfte anzuleiten. So haben wir auch hier eine spielerische Betätigung, die für den Ernst des Lebens vorbereitet.

Mit zunehmender Reife hört nach und nach diese phantastische Zielsetzung innerhalb des eigenen Ich ebenso auf wie die Abschließung von der Außenwelt. Es beginnt eine Periode, in der der Pubertierende allmählich wieder hineinwächst in die umgebende Welt. Es entsteht der Drang, sich in produktiver Weise zu betätigen, erreichbare Werte zu schaffen, Zielsetzung und Geltungsbedürfnis nähern sich immer mehr der Realität. Die asoziale Periode ist vorbei, antisoziale Neigungen, die bisweilen aufzuflammen beginnen, schwinden, die soziale Periode beginnt. Das Ich kommt immer mehr den außer ihm liegenden Werten entgegen. An die Stelle der Ablehnung tritt Verstehen und der Wille zur Einordnung.

Zweiter Vortrag

Stufen der Pubertät: Vorpubertät, Pubertät im engeren Sinne, Adoleszenz — Erotik und Sexualität — Pädagogische Folgerungen

Die körperliche Pubertät beginnt in unseren Ländern bei Knaben zwischen dem vierzehnten und sechzehnten, bei Mädchen zwischen dem zwölften bis fünfzehnten Lebensjahre. Bevor die körperliche Pubertät mit ihren charakteristischen Merkmalen einsetzt, gewahren wir bei den Elf- und Zwölfjährigen einen Wechsel ihres bisherigen Verhaltens, sie wachsen gleichsam aus der Kindheit heraus, ohne bereits jenen seelischen Veränderungen unterworfen zu sein, die wir als kennzeichnend für die seelische Pubertät ansehen können. Man bezeichnet diese Vorstufe als Vorpubertät, sie ist die Einleitung in die psychische Pubertät oder ihre Vorphase. *Ch. Bühler* unterscheidet dann mit voller Berechtigung zwei Hauptstadien, die sie als Pubertät und Adoleszenz einander gegenüberstellt. Sie weist auf *W. Ament* hin, der gleichfalls diese Zweiphasigkeit erkannte und die erste Periode Flegeljahre, die zweite Phase Tölpeljahre nannte. Bei Mädchen ist für letztere der Name Backfischjahre seit langem geläufig. Als Grenze zwischen Pubertät und Adoleszenz nimmt *Ch. Bühler* ungefähr das siebzehnte Lebensjahr an.

Die Erfahrung lehrt, daß atypische Dauer und Verlauf der Pubertät nicht selten sind, und daß körperliche und seelische Pubertät nicht immer zur selben Zeit einsetzen, ja zeitlich oft weit auseinanderfallen. Sehen wir von den offenkundig krankhaften Fällen der Pubertas praecox (Geschlechtsentwicklung in den ersten Lebensjahren) ab, so ergeben sich noch in der Breite des Normalen folgende Abweichungen: 1. Früher Beginn, einsetzend zwischen elf und zwölf Jahren bei Mädchen, ein Jahr später bei Knaben, verbunden mit geistiger und psychosexueller Frühreife; 2. früher Beginn in körperlicher Hinsicht ohne seelische Pubertätszeichen; 3. später, aber gleichzeitig körperlicher und seelischer Beginn der Pubertät; 4. später körperlicher und noch späterer seelischer Beginn der Pubertät — verlängerte Kindheit, verzögerte Reife; 5. normaler Beginn und verlängerte, bis ins dritte Jahrzehnt sich hinziehende Pubertät; 6. verspätete und verlängerte Pubertät (*Homburger*). Einen besonderen Fall stellt die seelische Frühreife dar, die sich in einem verfrühten Abschluß der Kindheit, in einem vorzeitigen Hineinwachsen in die Interessensphäre und Gedankenwelt der Erwachsenen bemerkbar macht. Dabei ist eine echte und eine unechte Frühreife in seelischer Beziehung sorgfältig zu unterscheiden. Die eine stellt sich ohne jede Beeinflussung von außen spontan ein und ist bisweilen Symptom genialer Geistesrichtung, während die andere auf unzweckmäßige Beeinflussungen von außen, namentlich durch den ausschließlichen Verkehr mit Erwachsenen zurückzuführen ist.

In der Vorpubertät findet die allmähliche Loslösung von der Kindheit statt. Nach und nach lagert sich eine neue Seelenstruktur über das bisherige kindliche Wesen. Im Innersten ist der junge Mensch noch durch und durch kindlich. Aber schon erwachen Impulse, die über das kindliche Wesen und Tun hinausstreben. Daraus ergibt sich das Schwankende seiner Stellung. Immer wieder treibt es ihn zu Kindern mit dem Wunsche, an ihren Spielen, ihren Beschäftigungen und Vergnügungen teilzunehmen. Aber die bisherigen Betätigungen schaffen keine Befriedigung, der junge Mensch verläßt seine früheren Spielgefährten, die ihn schließlich auch ablehnen, er weiß nichts mit sich anzufangen, da er selbst fühlt, daß er in die Gesellschaft Jugendlicher noch nicht paßt. In dem „Zwischenlande" zwischen Kindheit und Jugend erwirbt eigentlich niemand Heimatrecht; fortwährendes Hin- und Hergezogenwerden, innere Unruhe und Unrast kommen im gesamten Gehaben des Kindes zum Ausdruck, besonders in seiner Motorik. Die natürliche Grazie, die Lieblichkeit und Anmut der kindlichen Bewegungen gehen verloren, die Beherrschung des Bewegungsapparates versagt allmählich. Die Menge der Bewegungen steht in auffallendem Gegensatz zu ihrer Ausführung und Durchbildung. So bereitet sich insbesondere bei Knaben jene Bewegungsanarchie vor, die für das Pubertätsalter charakteristisch ist.

Die Zwitterstellung, in der sich das Kind während der Vorpubertät befindet, die Unmöglichkeit, sich anzuschließen, fördert den Trieb zur Vereinsamung, der aus inneren Motiven hervorwächst. Das Gefühl der Verlassenheit, des Mißachtetwerdens, ein ungestilltes Sehnen nach Liebe verdüstern die Stimmung, die nur noch hie und da Ansätze zu kindlicher Heiterkeit zeigt. Der ganze Zustand ist dem Kind unbegreiflich. Reizbarkeit bis zum vereinzelten Auftreten zorniger Erregungen, Rührseligkeit, Eifersüchteleien gegen Geschwister und Mitschüler sind die Vorboten einer Gemütsverfassung, die im Pubertätsalter bis zu tiefer Depression ausarten kann.

Bisweilen tritt die Pubertät ohne ein bemerkenswertes Vorstadium ein. Nur eine große Unruhe und Unstetigkeit (Pubertätsunruhe [*Ch. Bühler*]) fallen auf. Dann erfolgt ein Durchbruch der psychischen Pubertät, „als sei eine Hülle plötzlich durchgestoßen und eine tiefere Schicht aufgebrochen" (*Spranger*).

Nach *Ch. Bühler* ist für die Pubertät kennzeichnend die Verneinung. *Spranger* bezweifelt, daß dies allgemein zutrifft. Aber bei näherer Analyse der Fälle, über die ich verfüge, scheint es mir doch, als ob nahezu in allen Fällen *Ch. Bühler* im Rechte wäre. Allerdings darf man sich den Jugendlichen nicht als mephistophelischen Geist denken, der stets verneint, auch nicht als krankhaften Negativisten, der sich triebmäßig in Gegensatz bringt zu allen Beeinflussungsversuchen der Umwelt. Aber es obwaltet zweifellos im Innern des Pubertierenden nicht bloß ein starker Trieb nach körperlicher, sondern auch nach seelischer Veränderung, und aus diesem Trieb heraus erfolgt eine durchgreifende Analyse, zum Teil eine Auflösung der psychischen Besitzstände, der dann eine Neugruppierung folgt. Hinter allem, was der Jugendliche sieht, hört, erlebt, steht der Zweifel. „Es ist mir auf einmal ganz klar geworden, daß nur ein kleiner Teil von dem, was uns gesagt wird, wahr und richtig ist, daß wir bewußt getäuscht und belogen werden, und daß man die wirklichen Tatsachen, die im Unterricht vorkommen, in einem Taschentuch nach Hause tragen kann", schreibt ein Sechzehnjähriger. Die Grübeleien des Pubertierenden beziehen sich sehr oft auf die Frage nach dem eigentlichen Wesen der Dinge, nach Unterscheidung des Wahren vom Falschen, des Scheins von der Wirklichkeit. Wer sich diesbezüglich mit Fünfzehn- oder Sechzehnjährigen in Gespräche einläßt, der wird oft erstaunt sein über ihre schonungslose Kritik, die bis zur Selbstzerfleischung ausartet, und über die Autoritätslosigkeit, die aus ihren Worten hervorgeht. Der Olymp des Jugendlichen wimmelt von entthronten Göttern.

Diese Verneinung, die mir in einigen Fällen nicht frei scheint von Pose (vieles ist bei Jugendlichen Scheinstruktur, Maske), hat einen eigenartigen Pessimismus zur Folge, einen Weltschmerz, der oft gepaart ist mit einer gewaltigen Selbstüberschätzung. Der Jugendliche fühlt in sich das Bedürfnis, alles zu ändern, alles besser zu machen, die Welt nach seinen Ideen umzugestalten. Viel unproduktive Gedankenarbeit wird in dieser Richtung geleistet, die aber doch in gewissem Sinne produktiv ist, weil sie neue Ideenverbindungen schafft, dem Denken neue Wege vorzeichnet. Das Gefühlsleben der Jugendlichen ist von einer sonderbaren Zwiespältigkeit. Der Pessimismus, das Niedergedrücktsein ist verbunden mit einem Optimismus, mit der freudigen Erwartung, selbst zu großen Dingen berufen zu sein. Und in dieses letztere Gefühl mischt sich sogleich wieder ein Stück Selbsterkenntnis, hervorgehend aus dem wenn auch dunkeln Bewußtsein der eigenen Unzulänglichkeit. Gefühle und Stimmungen, die gleichzeitig lust- und unlustbetont sind, scheinen bei Pubertierenden an der Tagesordnung zu sein; man könnte hier von einer Ambivalenz der Gefühle sprechen.

In der Pubertät kommen so komplexe Gefühle und Stimmungen vor, daß ihre Analyse kaum möglich erscheint. Der Pubertierende steht diesem Chaos hilf- und ratlos gegenüber. Ein vollständiges Abreagieren ist fast undenkbar. Immer bleibt noch ein Rest von Lust oder Unlust zurück. Von Gefühlen, besonders von solchen peinlicher Art, kann sich der Pubertierende oft nicht befreien. Inadäquate Gefühle verbinden, überlagern sich, wachsen zu monströsen seelischen Gebilden an. Von inneren Stürmen durchrüttelt, wird der Jugendliche hin- und hergeschleudert, sein Verhalten entbehrt der Leitlinien, nie kann man voraussehen, wie sich nach dem Heute das Morgen gestalten wird, der Jugendliche wird unberechenbar. Es gibt besonders schlimme Zeiten, in denen sich das Verhalten sogar stündlich ändert.

Auf dem Boden dieser stets wechselnden Stimmungen kann ein Allgemeingefühl entstehen, das sehr quälend zu sein scheint. Man könnte es als Gefühl der Selbstunsicherheit bezeichnen. Es ist ein Gefühl, als ob die Zügel entglitten wären oder das Steuer versagen würde. Verbunden mit zunächst vergeblichen Bemühungen, sich selbst in die Gewalt zu bekommen, die Führerschaft im Seelischen wiederzuerlangen, hat es Angstzustände im Gefolge, die ich noch nicht als pathologisch ansehen möchte, deren Wirkung vor allem darin besteht, daß sich der Pubertierende seiner Vereinsamung mit einemmal bewußt wird und Anschluß, Ergänzung sucht. Diese Ergänzungsbedürftigkeit, hervorgegangen aus der Flucht vor sich selbst, führt dann zu plötzlichem Zärtlichkeitsbedürfnis, zu plötzlich aufwallender Sympathie für Personen, die vorher gleichgültig oder sogar mißliebig waren. In solchen Situationen kann ein Wort der Zustimmung, der Zuneigung, der Anerkennung unendlich viel Gutes stiften, die innere Zerrissenheit ausgleichen, das Vertrauen zu sich selbst wiederherstellen und die Brücke schlagen von der unbefriedigenden Innenwelt zu der vorher mißachteten Außenwelt, die der Pubertierende nunmehr mit anderen Augen zu betrachten beginnt.

Wir sprachen von einer Ambivalenz der Gefühle. Diese läßt sich nicht bloß bei einzelnen Gefühlskomplexen nachweisen, sondern prägt sich auch darin aus, daß nebeneinander im Bewußtsein höchst peinliche und erhebende, erfreuliche Gefühle und Stimmungen Platz haben, ohne sich gegenseitig zu verdrängen. Gefühle letzterer Art verdichten sich in dem Idealismus der Jugend, in dem Bedürfnis nach Schwärmerei und Verehrung. Es sind oft reine Idealgestalten, die verehrt werden und in religiöser Schwärmerei ihren reinsten Niederschlag finden. Auch die Schwärmerei für Kunst, insbesondere Literatur, hat etwas Persönliches, indem die Helden der Dichtungen übertriebener Verehrung teilhaftig werden. Der ästhetische Genuß, die Bewunderung der Form tritt beim Pubertierenden in der Regel hinter dem Personenkultus zurück. Hier spielt die Phantasietätigkeit eine große Rolle. Personen der Umgebung werden durch diese schmückende Tätigkeit der Phantasie mit Eigenschaften umwoben, die ihnen vielleicht gar nicht zukommen. Dann tritt eines Tages eine bittere Enttäuschung ein, das Götzenbild wird zertrümmert, aber bald wieder ein neues errichtet. Es kommt auch vor, daß die Ideale mit jeder veränderten Seelenrichtung wechseln, und *Stanley Hall* unterscheidet hier zwei Typen, nämlich Konservativismus und „Ikonoklasmus", das ist rücksichtsloses Zerstören eigener früherer Ideale.

Alle ideale Sehnsucht, alle Vorstellungen von Vollkommenheit werden oft übertragen auf den Freund. Das Suchen oder vielmehr Sehnen nach einem Freund oder einer Freundin füllt einen großen Teil des Seelenlebens des Pubertierenden aus. Sehr kennzeichnend sind hier die Proben, die *Ch. Bühler* aus Tagebüchern mitteilt. „Das, was mir wie schon früher so jetzt in besonderem Maße Schmerz bereitet, ist der Umstand, daß ich keinen Freund finden kann. Ruhelos werde ich wandern ohne einen Freund, der mich versteht." „Ich glaube, daß es eine Schande ist, ohne Freund zu sein." Hier tritt das Ergänzungsbedürfnis am klarsten zu Tage. „Wenn ich nur jemanden hätte, mit dem ich über alles reden könnte." „Immer muß ich allein sein, allein!" *Strindberg* sagt in seinem Bekenntnisbuch: „Es war ein dunkles Gefühl davon, daß er nur ein halber Mensch sei, ohne sich durch die andere ‚besondere' Hälfte ergänzt zu haben" (zitiert nach *Ch. Bühler*).

Dieses Ergänzungsbedürfnis, dieses triebhafte Streben nach einer zweiten, gleichgesinnten Seele, ist in den meisten Fällen himmelfern von sexuellen Gefühlen und Regungen. Die Zuneigung zweier Jugendlichen, ihre seelischen Bindungen sind in der Regel so keusch und rein, daß sie jedes zweideutige Wort, jede häßliche Gebärde als Entweihung ansehen würden. Wie solche Pubertätsfreundschaften zu werten sind, zeigt eine Stelle aus einem Tagebuch, die besagt, daß sich der Verfasser in die Gestalt des Menschen, den er sucht, seine eigene höhere Auffassung vom Leben hineindenken möchte. Es ist also ein rein geistiges Band, das er knüpfen möchte, die Sehnsucht, im Freunde gleichsam über sich selbst hinauszuwachsen.

Wir sind nun an einem Punkt angelangt, der zu den bedeutungsvollsten des gesamten Pubertätsproblems gehört.

Das Eigenleben des Pubertierenden ist zweifellos unbefriedigend nach den verschiedensten Richtungen. Die Probleme, denen er nachhängt, sind ihm unlösbar, die Aufgaben, die er sich stellt, unerreichbar, die Gefühle, die sein Inneres durchwühlen, unlusterfüllt. Tiefinnerst sehnt er, der kaum den Kinderschuhen Entwachsene, sich nach Freude und Glück. Diese Sehnsucht ist zunächst ganz vage, zielunbewußt, sie führt zum wesenlosen „Schwärmen“. Dann aber verdichtet sich dieses Sehnen, es kommt zur Errichtung von Idealen, die sich in verschiedenster Weise objektivieren. Diese Sehnsucht nach dem Schönen und Guten, dieses Hineingezogenwerden in die Welt der Ideale, wobei das eigene Ich gleichsam in eine höhere Sphäre rückt, bezeichnen wir als Erotik. Ihre veredelnde Wirkung beruht darauf, daß sie gleichsam eine ideale Zielsetzung ist. Der Freund sieht den Freund in einem bessern Licht, als Idealgestalt, und indem er die Erwartung des anderen zu erfüllen trachtet, arbeitet er an sich im Sinne der Selbstvervollkommnung und wird seelisch gehoben. Auf dieser Basis entstehen nicht bloß die Freundschaften zwischen Gleichgeschlechtigen, sondern später auch die Beziehungen zwischen Jünglingen und Jungfrauen. Die Periode der Loslösung in der Vorpubertät und zu Beginn der eigentlichen Pubertät führt dazu, daß sich die Jugendlichen gleichen Geschlechtes voneinander abgewandt haben. „Vom Mädchen reißt sich stolz der Knabe.“ In einer späteren Periode sieht der Jüngling in dem Mädchen vielfach sein Ideal von Schönheit, Reinheit und Vollkommenheit verkörpert, das Mädchen im Jüngling ihr Ideal von Kraft, Mut und Selbständigkeit. „Mir war das Mädchen, das ich zuerst verehrte, eigentlich nur ein schönes Bild, das ich aus der Ferne bewunderte. Ihre Art zu gehen, den Kopf zu tragen, sich dem Schwesterchen zuzuneigen, schien mir als das Lieblichste, was es geben konnte.“ (Aus den im Felde geschriebenen Erinnnerungen eines 21jährigen Adoleszenten). Es wird geradezu ein Kultus mit den jungen Mädchen getrieben, wie dies *Hermann Hesse* in seinen Novellen: „Schön ist die Jugend“ reizvoll zum Ausdruck bringt. Sehr hübsch ist das Bekenntnis *Felix Dahns* (zitiert nach *Spranger*), er habe das Mädchen seiner Neigung in sieben Jahren 2772mal gegrüßt. So erlangt alles Bedeutung, was das verehrte Wesen betrifft. Hier entwickelt sich häufig eine Symbolik von feinstem poetischen Reiz.

In der Zeit erotischer Hochspannung gewinnt der Jugendliche oft ein neues Verhältnis zur Kunst. Ein großer Teil der Begeisterungsfähigkeit des Jugendlichen, namentlich für poetische Werke, beruht darauf, daß er hier eine Ausdrucksform für seine eigenen Stimmungen und Gedanken findet. Die Sprache der Dichter ist in gewissem Sinne auch seine Sprache. Es liegt nahe, daß der Pubertierende das, was in ihm vorgeht, auch in poetischer Sprache darzustellen sucht (schöpferische Funktion des Eros). Schon in den Tagebüchern überraschen manche Stellen durch ihren poetischen Schwung. Bei einigen bricht ein poetisches Talent durch, das in konsequenter Weiterentwicklung zu schönen Hoffnungen berechtigen würde. Aber in weitaus den meisten Fällen schwinden diese vermeintlichen Begabungen nach der Pubertät, und mancher, der in seiner Jugendzeit Hefte mit Gedichten und dramatischen Entwürfen gefüllt hat, bringt späterhin kaum einen über das Alltägliche hinausreichenden Brief zustande. Für die Pubertätsforschung ist es jedenfalls bedauerlich, daß die meisten Dokumente dieser Art in der Regel von den Autoren selbst später schonungslos vernichtet werden. *F. Giese* hat sich durch Sammlung von Beiträgen über das freie literarische Schaffen bei Kindern und Jugendlichen ein großes Verdienst erworben.

Aber die Natur fordert ihre Rechte. Neben der Erotik, oft einem ganz andern Kreis angehörig, wächst das sexuelle Begehren, die Libido, hervor. Es ist nun im höchsten Grade interessant, zu sehen, wie sich der unverdorbene Jugendliche zunächst gegen diese Regungen wehrt. Hier tritt eine sexuelle Schamhaftigkeit in Erscheinung, die sicher nicht anerzogen ist, sondern aus dem Innersten des Jugendlichen hervorquillt. Die Regungen sexueller Art erscheinen ihm als etwas völlig Neues und Fremdes, das er mit nichts anderm, was er vorher erlebt hat, in Beziehung bringen kann. „Man male sich aus, wie es auf uns wirken müßte, wenn wir nach Jahren harmlosen Zusammenlebens mit uns selbst eines Tages etwas in uns fänden, das uns mit einem durchaus fremdartigen Gesicht ansähe. Dann begreift man die Revolution, die die Pubertät in den jungen Seelen hervorruft. Die Erschütterung kann nicht groß genug gedacht werden. Alles bis dahin Geformte und Errungene ist in Frage gestellt, und zwar um so mehr, je hemmungsloser die neue Woge in das alte Land hereinbricht. In der Tat, es muß Grauen erregen, sich plötzlich so verwandelt zu fühlen; es muß Mißtrauen zu allen Menschen und Fremdheit in das Verhältnis zu allen Dingen hineintragen. Wie nach einer großen Täuschung ist man mit sich selbst allein" (*Spranger*).

Beim Jüngling liegt nun die Sache so, daß das Hervorbrechen sexueller Gefühle und Empfindungen rein physiologisch, ohne sein Dazutun, erfolgen kann. Unfreiwillige Samenergüsse, Träume sinnlichen Inhaltes mit reflexartigen Reizbewegungen an den Geschlechtsorganen machen den Jugendlichen bekannt mit den Gefühlen sexueller Befriedigung. Bei nervösen Jugendlichen — und es gibt wohl nur wenige, die während der Pubertät nicht hieher zu zählen wären — stellt sich oft ganz plötzlich sexuelle Hochspannung ein, die zur Lösung drängt. Diese Quellen der sexuellen Lust sind von solcher Art, daß sie das Grauen und den Ekel vor dem hervorquellenden Neuen nur zu steigern imstande sind.

In welcher Weise Sexualität und Erotik zunächst entgegengesetzt sind, beweist die Tatsache, daß sich der Jugendliche häufig vor seiner Sexualität in die Erotik rettet. Kunst und Naturgenuß, die Verehrung für eine geliebte Person sind oft Schutzwehren, die der Jugendliche sucht, um das Sexuelle zu bannen. So erklärt sich rein psychologisch der von *Freud* als Sublimierung des Geschlechtstriebes bezeichnete Prozeß. Wir fragen verwundert, wie der Sexualtrieb zu dieser Funktion gelange, welche Tatsachen unwiderleglich dafür sprechen, „daß die Sexualbestrebung ihr auf Partiallust oder Fortpflanzungslust gerichtetes Ziel aufgibt und ein anderes annimmt, welches genetisch mit dem Aufgegebenen zusammenhängt, aber selbst nicht mehr sexuell, sondern sozial genannt werden muß". Sehr treffend bemerkt *Scheler* (Wesen und Arten der Sympathie), daß hier eine Art geistiger Alchimie vorliege, die auf geheimnisvolle Art aus dem Sexuellen höchste geistige Werte schafft, und *Spranger* ergänzt diese Kritik, indem er von einer Art Urzeugung (generatio aequivoca) spricht.

Bedeutete das Sexuelle, das dem Jugendlichen kein Fremdes bleibt — auch unverdorbene Mädchen sind von sexuellen Wallungen nicht frei, die sich mit der Reifung der Geschlechtsorgane oft von selbst einstellen —, ihm wirklich Lust und sogar höchste Lust, so wäre wohl keine Triebhemmung stark genug, um es zu unterdrücken, und die Sexualität müßte alle anderen Regungen in den jungen Menschen geradezu ersticken. Es steht fest, daß bei Mädchen Masturbation nur verhältnismäßig selten vorkommt. Daß alle Jugendlichen männlichen Geschlechts mit wenigen Ausnahmen Onanie treiben, mag zugegeben werden. Aber ob es sich in weitaus den meisten Fällen, die gesunde Jugendliche betreffen, um etwas anderes handelt als um Detumeszenz, das ist um Entleerung überschüssiger Sexualprodukte, möge dahingestellt bleiben. Die Sexualgefühle machen keine Ausnahme von den anderen emotionalen Erlebnissen Jugendlicher. Auch sie sind ambivalent, sie enthalten Bestandteile von Lust und Unlust; letztere ist sicher bei dem noch nicht voll entwickelten Individuum in einem solchen Maß vorhanden, daß der Jugendliche aus sich selbst bestrebt ist, den Trieb zu hemmen, weil er ihm unbequem, unerwünscht und störend ist. Wir haben es hier nicht mit einem Vorgang zu tun, der weither aus ethischen Quellen stammt, sondern um eine zunächst primitive Abwehrreaktion.

Alle unsere Betrachtungen weisen darauf hin, daß Erotik und Sexualität im Jugendalter nichts miteinander zu tun haben. Erst auf einer viel späteren Stufe fließen Erotik und Sexualität zu einer Harmonie zusammen.

Hoffmann kommt zu dem Ergebnis, daß das sexuelle Problem des Jugendalters überraschend einfach und nüchtern zu lösen wäre. Im Leben der Naturvölker — und man braucht nicht eben *Stanley Hall* in allen Stücken beizupflichten, um hier gewisse Analogien zum Jugendlichen zu finden — spielt der Geschlechtstrieb eine verhältnismäßig geringe Rolle; die Komplikationen, die sich in pädagogischer Hinsicht ergeben, sind einfach darauf zurückzuführen, daß in unserer nervös überreizten Zeit vielfach Stellung und Wertung des Sexualtriebes im Leben Erwachsener unberechtigt auf Kinder und Jugendliche übertragen werden.

Allerdings setzen alle unsere Betrachtungen voraus, daß der Sexualtrieb nicht übermäßig entwickelt sei und mit den Kräften, die ein normales Seelenleben zur Verfügung hat, beherrscht werden könne. Es unterliegt keinem Zweifel, daß gerade auf diesem Gebiet die Triebstärke eine sehr verschiedene ist. Die Ausartungen des Sexualtriebes haben wir hier nicht zu behandeln. Es gibt Kinder, bei denen man schon frühzeitig unverkennbar sexuelle Regungen beobachtet. Soweit ich beurteilen kann, ist sexuelle Frühreife als pathologisches Symptom anzusehen, auch dann, wenn sie jenseits einer gewissen Altersgrenze verschwindet. Zur Pubertätszeit bricht die Sexualität dann häufig mit besonderer Stärke hervor und führt Zustände herbei, die der Jugendliche in der Regel als quälend empfindet. Wir befinden uns hier offenbar an der Grenze pathologischer Zustände, die wir als sexuelle Konstitutionen an anderer Stelle bereits beschrieben haben (54). Manchmal bleibt erhöhte sexuelle Erregbarkeit nur auf die Pubertätsjahre beschränkt, manchmal begleitet sie den Menschen in sein späteres Leben. *Ziehen* hat diese Zustände als Hyperhedonie bezeichnet. Ein Hyperhedoniker war *Schopenhauer*, der über die Qualen, die ihm der „Frondienst des Dämons Sinnlichkeit" auferlegte, in den Neuen Paralipomenis Klage führt, die mit den Worten beginnt:

„O Wollust, o Hölle,
O Sinne, o Liebe,
Nicht zu befriedigen
Und nicht zu besiegen!"

Spranger hat darauf hingewisen, daß die Entwicklung der Jugendlichen schwere Beeinträchtigung erfährt, wenn sich in einem unglücklichen Augenblick das Seelische mit dem Körperlich-Triebhaften unedel vermischt. So scheint vom Standpunkt der Psychologie und der Pädagogik die sexuelle Laxheit unserer Zeit, die durch äußere Momente geförderte sexuelle Frühreife und Bedürftigkeit als ein Unglück, das nicht genug beklagt werden kann. Sexuelle Hemmungslosigkeit ist nicht bloß, wie *Hoffmann* betont, regelmäßig als eine allgemeine Verfallserscheinung zu betrachten, sondern setzt überhaupt die Widerstandsfähigkeit gegen alles Triebhafte, eine der Hauptbedingungen für die Entwicklung der Gesellschaftsmoral, aufs tiefste herab.

Eine Lehre von den Pubertätstypen wird erst dann möglich sein, wenn Einzelbeobachtungen in genügender Anzahl und mit der wünschenswerten Genauigkeit zur Verfügung stehen. Ausgeschlossen müssen hier im vorhinein alle krankhaften Fälle sein, die von ganz anderen Gesichtspunkten aus zu beurteilen sind. Auch lassen sich solchen Beobachtungen keine starren Schemata zugrunde legen. Für einschlägige Untersuchungen hat *Eduard Martinak* (Graz) einige sehr wertvolle Gesichtspunkte aufgestellt, die sich allerdings in erster Linie auf Schüler beziehen — es handelt sich um den Entwurf einer Schülerkunde —, unschwer aber auch auf die erwerbende Jugend erstreckt werden können.

Auf die Verneinung der Pubertät folgt die Bejahung der Adoleszenz, deren Beginn nach *Ch. Bühler* bei Mädchen mit dem Anfang, bei Knaben mit dem Ende des siebzehnten Jahres anzusetzen ist. Wie lange die Adoleszenz dauert, läßt sich schwer bestimmen. Bei vielen reicht sie weit ins zweite, bei manchen sogar ins dritte Lebensjahrzehnt hinein. Es gibt Menschen, bei denen auch das reife Alter so durchsetzt ist mit Zügen aus der Adoleszenz, daß man von einem Abschlusse der letzteren kaum zu sprechen berechtigt ist (Adoleszentismus). In der Adoleszenz vollzieht sich der Aufbau der Persönlichkeit. Während der Pubertät hat der Jugendliche seine Kräfte erprobt, in vielfach vergeblichem Anstürmen Ziele zu erreichen gesucht, die unerreichbar sind. Bei diesem Spiel der Kräfte hat er aber seine wirklichen Fähigkeiten kennengelernt und aus den zahlreichen fiktiven Lebensplänen nach und nach einen herausgebildet, der der Wirklichkeit entspricht, erreichbar ist und seinem Leben Wert und Bedeutung verleiht. „Die Entdeckung einer neuen Welt von Werten bedeutet die erste Wendung zum Positiven, zu einer freudigen Bejahung des Lebens, wie sie dann allmählich vom Adoleszenten Besitz ergreift" (*Ch. Bühler*). Frei von Enttäuschungen ist auch diese Periode nicht. Diese werden aber zum großen Teil ausgeglichen durch die Freude am eigenen Können, durch das Kraftgefühl, durch das Bewußtsein, dem erwählten Ziel immer näher zu kommen. Die Sturm- und Drangperiode ist vorbei, die seelische Struktur wird immer fester, Wollen und Handeln verlieren sich nicht mehr in dunklen Nebenwegen, sondern streben dem Ziele zu, das sich der Adoleszent gesetzt hat. Von einer gewissen Zeit an steht die Frage des Berufes im Mittelpunkt des Interesses. Abgesehen von Verhältnissen, in denen Not oder eine allzusehr im Materiellen wurzelnde Umgebung den seelischen Schwung des Adoleszenten hemmen, ist ihm die Berufsfrage „außer der wirtschaftlichen und der sozialen auch eine persönliche, eine weltanschauende, eine ethische Frage, eine Angelegenheit, in der sein geistiges Leben sich zusammenfaßt" (*Ch. Bühler*).

Wieder wie in der Kindheit, aber in einem höheren Sinne, wird der Blick nach außen gelenkt. Die Welt scheint ihm in neuem Lichte, das Schöne in ihr wird ihm offenbar. Ein bewußtes Erleben der Natur als Glück und Schönheit wird eine der Grundtatsachen der Adoleszenz. Auch das Schöne in der Kunst erschließt sich ihm. Er erlangt die Fähigkeit zu ästhetischem Genießen.

So stehen der großen Unlust der Pubertät in der Adoleszenz Gefühle reiner Lust gegenüber, die das Leben in eine höhere Sphäre erheben. Die Außenwelt erscheint nicht mehr als eine Summe feindlicher Mächte, sondern als festgefügte Ordnung, deren Sinn immer klarer wird, je mehr er das Leben nicht mehr nur unter dem Gesichtspunkt der eigenen Persönlichkeit, sondern dem der Gesellschaft betrachtet, der er angehört. Soziales Fühlen und soziales Denken haben eine neue Wertung und Auffassung des Lebens zur Folge. Vielfach wendet sich der Adoleszent wieder mit voller Innigkeit seiner Familie zu, die er als Pubertierender nur so weit in Anspruch genommen hatte, als es seine Existenz und sein Vorteil erheischten. Die Gründung einer eigenen Familie bedeutet dann im Leben der Adoleszenten einen neuen Abschnitt, den weiter zu verfolgen nicht mehr unsere Aufgabe sein kann.

Zum Schlusse noch einige pädagogische Bemerkungen. Ich habe an anderer Stelle (*22*) ausgeführt, daß in der Pubertät der Jugendliche eine Art Feuerprobe besteht. Die Fähigkeit, Triebe und Instinkte zu zügeln, Hemmungen einzuschalten, sobald es nötig ist, muß das Kind unbedingt vorher erlernt haben. Wenn die Erziehung lediglich die Förderung der intellektuellen

Funktionen eines Kindes bewirkt, dessen Gemütsbildung aber übersehen hat, dann ist es zu spät, zur Zeit der Pubertät nachzutragen, was vorher versäumt worden ist. Meine Anschauungen über die sexuelle Aufklärung habe ich gleichfalls an anderer Stelle (*23*) entwickelt und ich möchte hier nur darauf hinweisen.

Einem erzieherischen Eingreifen während der Pubertät sind unter gewöhnlichen Verhältnissen nahe Grenzen gezogen. Erzieherische Vielgeschäftigkeit schadet oft mehr, als sie nützt. Das muß namentlich vielen Eltern, und hier besonders vielen Müttern gesagt werden, die in Sorge über die Eigentümlichkeiten ihrer Kinder nicht selten in einen moralisierenden Ton verfallen, alles und jedes benörgeln und bekritteln, so daß auch aus dieser Wurzel oft Konflikte hervorgehen, die in Abneigung, selbst in Haß ausarten können. Man tut in der Pubertät gut daran, manche Fehler der Jugendlichen vorläufig zu übersehen. Wenn der Jugendliche erziehlichem Einschreiten gegenüber Trotz und Starrsinn, offene oder versteckte Widersetzlichkeit an den Tag legt, dann hat der Erzieher in sehr vielen Fällen seine Rolle ausgespielt, seine Autorität ist für immer dahin. Es ist deshalb bei Jugendlichen oft ein Verfahren zu empfehlen, das *Düring* als „Abbiegen" bezeichnet und das darin besteht, eine Situation, die pädagogisch gefährlich zu werden beginnt, nicht bis zum Äußersten fortzusetzen, sondern durch einen geschickten Ab- oder Ausweg zu beenden.

In keiner Zeit kommt auf die Persönlichkeit des Erziehers so viel an als während der Pubertät. Es gibt Erzieher, die auf Jugendliche ausgesprochen suggestiv wirken, andere, die ihnen mißliebig sind und sie geradezu abstoßen. Bei der Auswahl der Lehrer, die man an höheren Schulen in höheren Klassen unterrichten läßt, sollte die Persönlichkeitsfrage mehr als bisher berücksichtigt werden. Dabei ist eine engere persönliche Annäherung nicht notwendig, sie erscheint den Jugendlichen oft nicht einmal wünschenswert, in vielen Fällen geradezu als ein Bekenntnis der Schwäche. Die Eigenschaften, die am meisten zu fesseln scheinen, sind Ruhe, Würde, reiches Wissen, vor allem Gerechtigkeit. Jugendliche sind in der Regel Gerechtigkeitsfanatiker und verzeichnen jeden Akt der Ungerechtigkeit als schwerste Verfehlung.

„Die Erzieher müssen durch Selbsterziehung und Selbstzucht so weit sein, daß sie von der Jugend geehrt, geliebt und bewundert werden können" (*Tumlirz*). Niemals darf sich ein Erzieher Jugendlichen aufdrängen, er muß sich aber finden lassen, wenn er gesucht wird. Es ist ein Beweis hohen Vertrauens, wenn ein Jugendlicher an einen Erwachsenen herantritt, um ihm seine Bedrängnis mitzuteilen. Auf die Mitteilung, die Befreiung, die Katharsis, kommt es dabei zumeist an und deshalb soll man den Jugendlichen vorerst reden lassen, ihm nie das Wort abschneiden, nie den Besserwisser spielen, nie seine Sorgen und Qualen bagatellisieren oder sich darüber lustig machen. Erzieher und Lehrer, zunächst aber alle Eltern, müssen sich vor Augen halten, daß im erziehlichen Verkehr mit Jugendlichen nichts gering, nichts gleichgültig, nichts unwesentlich ist. Nicht bloß jedes Wort, sondern auch jede Miene, jede Geste ist dem Jugendlichen von Bedeutung.

Der Jugendliche lechzt geradezu nach Verstandenwerden. Hat er das Gefühl, daß der Erwachsene ihn versteht, dann ist er vielleicht auch bereit, die vorher sorgsam verschlossenen Tore seiner Seele zu öffnen. In bezug auf die pädagogische Behandlung Jugendlicher ist kein besseres Wort gesprochen worden, als das von *E. Spranger*: „Die einzige Methode der Erziehung in diesen Jahren ist emporbildendes Verstehen."

II. Psychopathologie des Jugendlichen

Dritter Vortrag

Fehler und Regelwidrigkeiten innerhalb der normalen Pubertät — Schizoide, hysterische, psychasthenische und zykloide Pubertätsrichtungen

Schon in der Kinderpsychologie ist die Grenzbestimmung zwischen normalen und abnormen Reaktionen und Symptomen bisweilen schwer aufzustellen. In der Psychologie der Jugendlichen ist aber eine derartige Unterscheidung schlechthin unmöglich. *Düring* hat die Pubertät mit Recht eine „normale Anomalie" genannt. In der Pubertätszeit finden wir nahezu keine Entwicklung, in der nicht Symptome auftreten, die wir auch in offenkundig krankhaften Abläufen wiederfinden, und es läßt sich eigentlich niemals mit voller Bestimmtheit sagen, ob es sich hier nur um Gleichgewichtsstörungen handelt, die ihren spontanen Ausgleich finden, oder ob wir nicht am Anfang abwegiger oder krankhafter Entwicklungen stehen. Es ergibt sich immer wieder die Frage, ob die Symptome, welche das Verhalten des Pubertierenden als unvereinbar mit den Forderungen der Umgebung und mit pflichtgemäßem Tun erscheinen lassen, überwunden, beseitigt werden können, oder ob sie sich als bleibende Komplexe etablieren, wodurch der Jugendliche später als sozial unbrauchbar, vielleicht sogar als Schädling erscheinen muß. Auch das Stehenbleiben auf gewissen Stufen der Kindheit ist als krankhafte Störung zu werten. Beim Verharren auf gewissen Stufen der Pubertätsentwicklung kommt hinzu, daß die Gegensätzlichkeiten, die inneren Widersprüche, die negativistischen Einstellungen gleichsam mit erstarren und nicht so sehr das Bild der Zurückgebliebenheit als das der Auflehnung und des Widerspruches gegen die Gesellschaftsordnung in Erscheinung tritt. In diesem Sinn ist die Phasenerstarrung in der Pubertät, der Puberilismus (*Stern*) ganz anders zu werten als der Infantilismus (*26*), über den wir in anderem Zusammenhang schon gesprochen haben. Wesentlich verschieden ist der Puberilismus auch vom Adoleszentismus, den wir im Typus des „ewigen Jünglings" recht häufig finden. Es handelt sich hier um Menschen mit starker Begeisterungsfähigkeit, mit Hingezogensein zu allem Schönen, mit einem seltsam schwärmerischen Idealismus, der trotz zahlloser Enttäuschungen auch im späteren Leben nur um wenige Nuancen herabsinkt, aber mit nicht sehr entwickelter Arbeitsfähigkeit und Ausdauer.

Normale und abnorme Pubertätsrichtungen lassen sich in der Regel auch dort voneinander unterscheiden, wo ziemlich beträchtliche Gleichgewichtsschwankungen zu beobachten sind. Niemals verliert der normal Pubertierende gänzlich die Zusammenhänge mit der Wirklichkeit, er ist unter allen Umständen in der Lage, den Forderungen der Umgebung Rechnung zu tragen, auch wenn diese nicht mit seiner augenblicklichen Verfassung, mit seinen Anschauungen und Wünschen übereinstimmen. Ein gewisser Grad von Selbstkontrolle und Selbstsicherheit bleibt immer erhalten, nicht selten auch ein starkes Stabilitätsbedürfnis, das Streben, sich aus all den inneren Wirrnissen herauszuarbeiten und aufrecht zu bleiben. Der Jugendliche gleicht bisweilen einem Schiff im Sturm, das hin- und hergeworfen wird, aber sich doch immer wieder aufrichtet und seinen Kurs beibehält. Auch dann, wenn die Entwicklung eine Zeitlang eigentümliche Wege einschlägt, die ins Krankhafte zu führen scheinen, erfolgt oft durch energisches inneres Aufraffen ganz plötzlich und unvermittelt die Rückkehr zur Gesundheit.

Diese Einstellung auf das Normale, auf Leistungsfähigkeit und Brauchbarkeit geschieht nicht selten unter starken Affektentbindungen, veranlaßt durch lebhafte Unzufriedenheit mit sich selbst, oder durch die Erkenntnis, geliebten Personen Kummer zu bereiten, sie sich zu entfremden.

Wenn wir den Ursachen der Fehlerhaftigkeit pubertierender Jugendlichen nachgehen, so finden wir diese oft in dem Gegensatz zwischen inneren und äußeren Verhältnissen begründet.

Die Voraussetzung für die meisten normalen Leistungen, für ein normales Verhalten, das den Anforderungen der Umgebung entspricht, ist die Fähigkeit, innerhalb gewisser Grenzen die erforderlichen inneren Kräfte bereitzustellen und ihre Spannkraft derart zu bemessen, daß die gewünschte Leistung zustande kommen kann. Wenn es sich um Anforderungen alltäglicher Art handelt, so ist keineswegs zu jedem einzelnen Akt eine bestimmte Bemessung seelischer Energie notwendig, sondern diese stellt sich durch einen sicher wirkenden psychischen Mechanismus von selbst ein. Allerdings setzt dieser im Interesse der Kraftersparung und der Möglichkeit einer Bereitstellung seelischer Kräfte für höhere Zwecke notwendige Vorgang eine gewisse Konstanz der inneren Verhältnisse voraus. Wenn man stark abgelenkt ist, Sorgen und Kummer hat, überanstrengt oder übermüdet ist, versagt der erwähnte psychische Mechanismus, es kommt häufig zu einer Art psychischen Danebengreifens und zu Fehlleistungen. Die Folge dieses Mißlingens ist ein Gefühl der Unsicherheit, das die Leistung weiterhin verschlechtert. Der Erwachsene lernt durch zahlreiche Erfahrungen Arbeit auch dann verrichten, wenn nicht volles seelisches Gleichgewicht vorhanden ist. Er muß allerdings vorher durch einen nicht immer leichten Willensakt die innere Unruhe zügeln und alle Gedankengänge absperren, die zu Störungen des seelischen Gleichgewichtes führen können (Selbstbeherrschung). Diese Notwendigkeit einer starken inneren Disziplin bedingt auch den Heilwert und den beruhigenden Einfluß der Arbeit bei starken gemütlichen Alterationen. Die Wirkung dieser inneren Disziplin muß man sich einerseits als Hemmung, anderseits als innere Aneiferung und Anfeuerung vorstellen. Hemmung ist dann notwendig, wenn sich aus den inneren Vorgängen ein Bedürfnis nach motorischem Abreagieren ergibt, wenn innere Spannungen wirksam werden, die nach Befreiung streben und daneben keine zweckdienlichen, auf bestimmte Ziele gerichteten Abläufe aufkommen lassen. Derartige Zustände zeigen sich in der Pubertät als starker Bewegungsdrang, als Unruhe und Unrast, als mangelnde Fähigkeit, sich zu konzentrieren. Bei vielen Jugendlichen ist schon bloßes Stillsitzen eine schwere, kaum zu erfüllende Aufgabe.

Krankhaft gesteigert führt diese Unruhe zum Wandertrieb (56) und weiter zur Vagabondage.

Im entgegengesetzten Fall gibt es seelische Zustände, die geradezu lähmend wirken. Sie kommen den Jugendlichen zum Bewußtsein als Gefühl des Unvermögens, des Versagens, sie sind mit schwerem seelischen Druck verbunden und erzeugen Zweifel an sich selbst. Gesteigert wird dieser höchst peinliche Zustand durch eigenartige, gleichsam hypothetische Zielsetzungen, die eigentlich immer nur darauf hinauslaufen, sich selbst Unfähigkeit, Minderwertigkeit und mangelnde Eignung allen höheren Aufgaben gegenüber zum Bewußtsein zu bringen. Das geht so weit, daß bisweilen einfache Anforderungen, die etwa in der Schule gestellt werden, sofort rein subjektiv mit einem Wall von Schwierigkeiten derart umgeben werden, daß das Einfache kompliziert erscheint.

Während nun auf der einen Seite die Voraussetzung für jede Erfüllung des dem Jugendlichen auferlegten Pflichtenverhältnisses die Hemmung der überschüssigen, allzuleicht entbindbaren, nach außen drängenden und sich hier störend geltend machenden Bewegungstendenzen ist, ist auf der andern Seite nur dann eine Leistung möglich, wenn die seelische Hemmung überwunden und die Hindernisse, die sich der Arbeitsfähigkeit entgegenstellen, durch Aufbietung aller irgendwie mobil zu machenden seelischen Kräfte beseitigt, ja unter Umständen sogar überrannt werden können. Auf physiologischer Seite entspricht diesem seelischen Vorgang der Prozeß der Überinnervation, der durch ein übermäßiges Aufgebot von Nervenenergie den gewünschten Vorgang oft stört, entstellt und seinen eigentlichen Zweck vereitelt.

Wir haben es bei Jugendlichen mit stets wechselnden, fluktuierenden inneren Verhältnissen zu tun. Die formalen Vorgänge des Hemmens und des Aneiferns müßten demnach fortgesetzt geändert, den jeweiligen Verhältnissen entsprechend bemessen werden. Es ist nicht leicht, die hemmenden und die anfeuernden Kräfte richtig bereitzustellen hinsichtlich ihrer Verlaufsrichtung und ihrer Stärke. Der Erwachsene kommt hiezu nur im Wege zahlreicher Erfahrungen, er wird auch hier durch Schaden klug. Beim Jugendlichen fehlt es ganz und gar an der Fähigkeit, diese seelischen Kräfte richtig abzustimmen.

So kommt es in der Pubertätszeit in der einen und in der andern Richtung zur Über- und Unterdosierung, zu einem Zuviel und Zuwenig an hemmenden und antreibenden Kräften, der psychische Mechanismus funktioniert in diesen Richtungen schlecht, und es entstehen Fehler, die leicht falsch beurteilt und dem Jugendlichen zur Last gelegt werden. Es sind Regelwidrigkeiten, die wir zum großen Teil schon bei Kindern antreffen und die bei Kindern und Jugendlichen mit denselben Namen bezeichnet werden. Und doch bestehen zwischen den Fehlern der Kinder und den gleich bezeichneten Fehlern der Jugendlichen große Unterschiede.

Bei der einfachen Struktur der kindlichen Psyche sind die Fehler verhältnismäßig leicht zu durchschauen, auf ihre wahren Ursachen zurückzuführen. Wir haben an anderer Stelle die Analyse einiger Kinderfehler durchgeführt (*42*) und gesehen, daß man nahezu mit denselben seelischen Tatbeständen rechnen kann, wenn sich diese Fehler bei Kindern einstellen. Allerdings muß man auch hier individuelle Unterschiede berücksichtigen. Diese Schwankungen kommen aber nicht ausschlaggebend in Betracht. Bei Jugendlichen hingegen können hinter Regelwidrigkeiten, die nach außen hin eine gewisse Gleichförmigkeit aufweisen, sehr verschiedene Tatbestände stehen; es kommt sogar vor, daß beim gleichen Individuum derselben Regelwidrigkeit innerlich ganz verschiedene Abläufe entsprechen. So ist der Trotz manchmal nichts anderes als ein Schutzwall, aufgebaut gegen die Außenwelt, um allen möglichen inneren Regungen ungestört nachgehen zu können und ein Eingreifen äußerer Gewalten zu verhindern. Ähnlichen Zwecken dient die oft sehr deutlich zur Schau getragene „Flegelhaftigkeit“, ein Betragen, das der Umgebung nicht selten die Lust benimmt, sich mit Jugendlichen näher einzulassen, so daß diese ihr Eigenleben ohne allzu fühlbare Einschränkungen führen können. Vieles, was als Fehlerhaftigkeit zum Ausdruck kommt, ist Maske oder willkürlich vergröbert, um die Umgebung abzuschrecken, ihre erziehlichen Prätensionen zu behindern in der Absicht, sich frei ausleben zu können. Auch mitleidige Regungen werden zu diesem Zwecke in Anspruch genommen, und die große Zahl hypochondrischer Beschwerden, die Jugendliche oft zur Schau tragen, dienen zum Teil dazu, um die Personen der Umgebung in das gewünschte Abhängigkeitsverhältnis zu bringen. Der Trieb nach innerem Ausleben, nach ungestörter Aufrichtung einer Innenwelt, die sich zumeist mit den äußeren Verhältnissen nicht verträgt, ist so stark, daß sich der Jugendliche nicht selten über alle hergebrachten, in der Kindheit mühsam errichteten Erziehungsschranken hinwegsetzt und sich von seiner ungünstigsten Seite zeigt. Rücksichtslosigkeit, die oft bis zur Brutalität anwächst, Mißachtung äußerer Formen, Neigung zum Lügen, mangelndes Autoritätsgefühl, geringes Verständnis für ethische Wertungen sind Fehler, die wir bei Pubertierenden überaus häufig antreffen, ohne daß ihnen eine ausschlaggebende Bedeutung hinsichtlich der Charakterentwicklung zugesprochen werden kann.

In den Reifejahren entwickelt sich allmählich eine neue seelische Struktur. Zunächst überlagern neue Elemente die kindliche Seelenstruktur, ein Verhalten, das wir namentlich in der Vorpubertät deutlich beobachten können. Nach und nach wächst nun die neue in die alte Struktur gleichsam hinein, es ergeben sich aber da und dort Zwitterbildungen, Fehlstrukturen, die aber bei regelrechter seelischer Entwicklung schließlich zum Ausgleich gebracht, normalisiert werden. Nur wenige dieser Fehlbildungen haben definitiven Charakter und werden dann zu Komplexen krankhafter Art. Die meisten führen nur während ihres zeitlich begrenzten Bestandes zu abnormen Reaktionen, die als Fehler bemerkbar werden. Oft stehen hier infantiles Verhalten und jugendliches Geltungsbedürfnis hart nebeneinander, so z. B. wenn der Jugendliche irgendeinen Lebensplan entwirft, der kindisch, unreif und unausführbar ist, und verlangt, daß dieser von den erwachsenen Personen der Umgebung ernst genommen wird, ja wenn er diese Anerkennung durch allerhand abstruse Mittel zu erzwingen sucht. Manchmal sind es förmliche Romane, die sich im Innern des Jugendlichen abspielen, und hier werden oft Motive verwendet, die aus der Lektüre, aus Kinodramen u. dgl. mehr herrühren. Im Zusammenhang damit kommt es zu Lügen, Entweichungen, auch zu Eigentumsdelikten. Am beängstigendsten wirken diese Fehler, wenn der Jugendliche diese ihnen zugrunde liegenden Vorgänge in sich verschließt, ihre veranlassenden Ursachen verheimlicht. Dann kommen schlechte Eigenschaften plötzlich und unvermittelt zum Durchbruch. Oft sind dem Jugendlichen die Vorgänge in seinem Innern keineswegs klar und deutlich bewußt. Es entsteht ein zielloser Drang ins Weite, das Gefühl, zu Großem berufen zu sein, und damit zusammenhängend das Bedürfnis, über entsprechende Mittel zu verfügen. Dieser zunächst undifferenzierte Trieb erhält dann erst später eine Art Scheinmotivierung, wobei Erlebnisse mehr zufälliger Art eine Rolle spielen, die dann zu phantastischen Plänen verwertet werden. Der Widerstreit zwischen infantiler und jugendlicher Einstellung spricht sich auch darin aus, daß diese Pläne vielleicht selbst nicht ernst genommen, gegebenenfalls aber mit voller Entschiedenheit Erwachsenen gegenüber vertreten werden. Wir haben hier ein Beispiel von der Konsequenz in der Inkonsequenz vor uns, die sich im jugendlichen Seelenleben so häufig ereignet.

In den Pubertätsjahren läßt sich nicht selten ein Herabgleiten der geistigen Leistungsfähigkeit feststellen, ein scheinbares Versagen der Intelligenz, das in minder guten, bisweilen sogar in schlechten Schulleistungen zum Ausdruck kommt. Interessant ist hier der Hinweis eines Mittelschullehrers, *Othmar Sterzinger* in Graz: Seit Jahren hört er von Kollegen immer über die jeweilige fünfte Gymnasialklasse klagen, sie sei unbegabt und faul. Sind aber dann dieselben Schüler in höhere Klassen hinaufgerückt, so verschwinden die Klagen. Hier handelt es sich zweifellos in der Mehrzahl der Fälle um die Ablenkung psychischer Energie durch innere Vorgänge. Für ein regelrechtes Arbeiten in der Schule ist es Vorbedingung, daß diese ablenkenden Kräfte gehemmt werden, ein Vorgang, der außerordentlich schwierig ist und zumeist nur teilweise gelingt. So kommt es oft bei der geistigen Arbeit zu Doppelströmungen, zu einer bipolaren Orientierung, indem einerseits die pflichtgemäße Arbeit zu bewältigen gesucht wird, während anderseits ein starkes Bedürfnis besteht, sich eigenen Gedanken und Stimmungen hinzugeben. Ein anstrengender und aufreibender Kampf der Aufmerksamkeit ist hiedurch bedingt, der einen großen Teil der verfügbaren psychischen Energie bindet. Nicht selten gelingt aber die Verdrängung anders gerichteter seelischer Inhalte nicht, und es ergibt sich hiedurch ein beständiges Schwanken zwischen jenen Ideen und Willensrichtungen, die aus dem Pflichtenverhältnis der Schule und jenen, die aus der eigenen Gedankenwelt stammen. Unter diesen Umständen ist ein nicht volles Entsprechen, nicht selten sogar ein Versagen trotz guter, oft trefflicher Intelligenz sehr begreiflich. Wir verstehen jetzt auch, weshalb Menschen, die im späteren Leben Hervorragendes geleistet haben, schlechte Schüler sein konnten, wobei es sich immer nur um ihr Verhalten in den höheren Schulen handelt. Am bemerkenswertesten sind die Fälle, in denen die Betreffenden in der Schule in jenen Gegenständen nichts Besonderes leisteten, in denen sie später Meister wurden. Wir können uns hier vorstellen, daß die schulmäßige Behandlung des betreffenden Gegenstandes in Widerspruch stand zu jenen Gedankenreihen, die innerlich abliefen und die sich eine eigene Methode der Verarbeitung, ein anderes Arbeitstempo, einen andern Arbeitsrhythmus gleichsam aus sich selbst schufen. Alles, was außen geschah, wirkte hemmend auf die inneren Spannkräfte, die nach höchsten Auswirkungen verlangten. Zu Kompromissen ist der geniale Mensch schon in seinen ersten

Anfängen nicht geneigt. Und so bedeutet das scheinbare Versagen dieser genialen Persönlichkeiten in der Jugend nichts anderes als eine Abweisung von Anforderungen, die mit ihren Auffassungsverhältnissen und ihrem Wesen in keiner Weise vereinbar sind. Die Schule muß aber in ihren Forderungen einem Durchschnitt entsprechen, der etwa mittelmäßigen Begabungen angepaßt ist. Daß hiedurch manche große Begabung zu kurz kommt, ist eine Erkenntnis, die in den letzten Jahren zur Schaffung von Schulen für hervorragend Begabte geführt hat. Leider erlaubt es der enge Rahmen dieser Vorträge nicht, auf dieses Thema, das auch für die Psychopathologie besonderes Interesse hätte, näher einzugehen.

Wir sehen, daß der Umkreis jener Fehler und Regelwidrigkeiten, die wir noch immer als Schwankungen innerhalb eines normalen Seelenlebens gelten lassen können, ein sehr großer ist. Hier können wir oft feststellen, daß Jugendliche, die infolge solcher Fehler ein recht ungünstiges Bild darboten, schließlich doch zu einer normalen Lebensführung zurückkehren und späterhin allen Anforderungen vollauf entsprechen, die in sozialer und ethischer Hinsicht gestellt werden können. Daß sich Jugend austoben müsse, ist ein Gemeinplatz, der aber doch viel Wahres enthält. Denn es gibt Fälle, in denen ein Abreagieren nach außen nicht erfolgt, in denen vermeintlich eine durch nichts beirrte, geradlinige Entwicklung stattfindet, und das Bild des Musterhaften, Korrekten entsteht. Aber trotzdem sind innere Kräfte am Werke, die nicht aufbauen, sondern zerstören. Während die Jugendlichen ihren Pflichten der Schule gegenüber mit peinlicher Gewissenhaftigkeit nachzukommen scheinen, veröden sie innerlich immer mehr, schließlich erschöpft sich die ganze geistige Arbeit in den formalen Tätigkeiten des Aneignens, des Aufsaugens von Kenntnissen aller Art, ohne daß das geistige Leben erstarkt und ein Zuwachs an Bildung und Gesittung zu verzeichnen ist. Wir haben hier eine Form des Spaltungsirreseins, der Schizophrenie, vor uns, die auch als Dementia praecox bezeichnet wird, weil viele derartige Zustände mit frühzeitigem Schwachsinn enden. Wir haben diese Erkrankung schon an anderer Stelle (35) gekennzeichnet. Die Schizophrenie wurde ehemals als Jugendirrsein bezeichnet und für eine typische Erkrankung des Jugendalters gehalten. Diese Annahme hat sich als nicht haltbar erwiesen. Auch vor und nach der Pubertätszeit setzt die Schizophrenie ein, und ich hatte es deshalb als notwendig erachtet, diese Erkrankung schon in den Vorlesungen über die Psychopathologie des Kindes zu berücksichtigen.

Es würde zu weit führen und der Tendenz dieser Vorträge nicht entsprechen, wenn ich auf dieses Thema allzuweit einginge. Aber es muß an dieser Stelle gesagt werden, daß der Musterschüler, der ganz und gar in Lerneifer aufzugehen scheint, der daneben gar nichts mit sich anzufangen weiß, der dem Leben völlig fremd und verständnislos gegenübersteht, nur ein Typus ist, der innerhalb der Schizophrenie vorkommt. Daneben gibt es Jugendliche mit starken Erregungszuständen, die nicht selten mit Wahnideen verknüpft sind, und schließlich auch solche, die von schwersten Hemmungen befallen werden, die bis zu eigenartiger Starre und wächserner Biegsamkeit ausarten können. Bevor es aber zu diesen schweren Entartungszuständen kommt, ereignen sich bei den betreffenden Jugendlichen Veränderungen, die zunächst kaum über das Maß von Pubertätskrisen hinausreichen, welche man immerhin noch als normal ansehen könnte. Auch die Symptome, die hier auftreten, unterscheiden sich oft längere Zeit nicht wesentlich von den Fehlern, die wir auch bei normal Pubertierenden beobachten können. Allerdings zeigt sich dem kundigen Auge bald der Mangel an geistiger Ausgleichsfähigkeit, der krankhafte Hintergrund der seelischen Veränderung. Die Vereinsamung, der auch der normal Pubertierende anheimfällt, wird hier zu einem vollständigen, restlosen Abschließen, so daß die Außenwelt kaum mehr in Betracht kommt (Autismus). Schließlich bleibt ein fast animalisches Trieb- und Instinktleben übrig, das kaum mehr die Verbindung mit den Anforderungen des Alltags aufrechterhält. Was im Innern dieser Schizophrenen vorgeht, wissen wir nicht. Oft verbergen sich Stürme der Leidenschaft, schwerstes, unstillbares Verlangen hinter einer Starre, Ruhe und Gleichgültigkeit, die uns die Meinung beibringen könnte, im Innern sei alles abgestorben.

Es gibt eine große Zahl von Fällen, in denen die schizophrene Entwicklung nicht zu diesem letzten traurigen Ende führt. Nicht selten gleitet der Jugendliche ein Stück auf dieser Bahn abwärts, aber er findet doch zur Normalität zurück, seine Interessen wenden sich wieder der Außenwelt zu, die nach verschiedenen Richtungen auseinanderlaufenden Vorstellungsgruppen vereinigen sich, es entsteht das Bedürfnis nach Verkehr, nach Eingliederung in einen sozialen Körper, Familiengefühle erwachen, das schizophrene Stadium ist definitiv überwunden. In anderen Fällen bleibt ein Defekt zurück, wenn auch nicht solcher Art, daß der Betreffende aus der Gesellschaft ausscheidet, aber doch in dem Maße, daß er als nicht vollwertig erscheint. Dieser Defekt kann sich auf die Lebensführung beziehen, es entsteht dann etwa eine Neigung zu rohem Genußleben, zu Ausschweifungen, eine geringe Widerstandsfähigkeit gegen Verlockungen und Verführungen; er kann auch auf intellektuellem Gebiete zum Vorschein kommen und dann Enttäuschungen schwerster Art herbeiführen, so etwa, wenn ein Kind, das bisher Vorzügliches geleistet und zu den schönsten Hoffnungen berechtigt hat, in der höheren Schule versagt, nur mit Mühe und bei beständiger Nachhilfe vorwärts kommt oder in den oberen Klassen zusammenbricht und zu irgendeiner untergeordneten Verrichtung bestimmt werden muß, die kaum hinreicht, um des Lebens Notdurft zu befriedigen. In diesen Fällen treten gewöhnlich keine alarmierenden Erscheinungen auf, die Rückbildung vollzieht sich in unmerklichen Übergängen; oft genug wird diese retrograde Entwicklung den Jugendlichen schuldhaft angerechnet und diesen infolgedessen eine Behandlung zuteil, die die vorhandenen Reste von Selbstgefühl und Geltungsbedürfnis in feindselige Einstellungen der Umgebung gegenüber verwandelt.

Wenn wir das Krankhafte aus dem Formenkreis des Schizophrenen wegzudenken versuchen, wenn wir uns nur an das Eigenartige, Eigentümliche dieses Formenkreises halten, so gelangen wir zu Pubertätstypen, die zwar von der Norm abweichen, aber schließlich doch zur Entwicklung von Persönlichkeiten führen, die im Leben Wertvolles leisten. Wir nennen derartige Typen Schizoide und können, soferne die schizoiden Eigentümlichkeiten der Pubertät ihr Gepräge geben, von schizoider Pubertät sprechen, womit wir eine ungewöhnliche, wenn auch nicht gerade krankhafte Form der Entwicklung kennzeichnen wollen. Die Verbindung mit der normalen Pubertät ist dadurch hergestellt, daß gewisse schizoide Temperamentszüge, das Sentimentale und pathetisch Überspannte und Gespreizte, nahe Verwandtschaft zu normalen Pubertätsaffekten aufweisen (*Ernst Kretschmer*). Die schizoide Pubertät ist gekennzeichnet durch den Autismus, das vollständige Abschließen gegen die Außenwelt, und zwar in weit höherem Maße, als dies bei der normalen Pubertät der Fall ist, dann aber auch vielfach durch ein besonders reiches Innenleben, das sich hinter irreführend primitiven, eintönigen, bisweilen sogar häßlichen und selbst abstoßenden äußeren Formen verbirgt. Oft legt sich der Schizoide der Außenwelt gegenüber ein eigenartiges, steifes, in seltsamen Formen erstarrendes Zeremoniell zurecht, das ihn fast lächerlich macht. Aber in seinem Innern lodern Flammen der Begeisterung. „Ein junger Mensch verdöst seine schönen Jugendtage. Er ist so lahm und linkisch, daß man ihn schütteln möchte. Wenn man ihn auf ein Pferd setzt, so fällt er herunter. Er lächelt betreten, etwas ironisch. Er sagt nichts. Eines Tages erscheint von ihm ein Band Gedichte; zärtlichste Naturstimmung; jeder Stoß, den ihm ein plumper Bursche im Vorbeigehen gab, zu einer inneren Tragödie verarbeitet, und stilvolle, gefeilte Rhythmen" (*Kretschmer*).

Es gibt Schizoide, die überhöflich und überartig sind, bei denen das Bescheidene, Verbindliche zur Karikatur ausartet. Bei anderen zeigt sich eine Manierlosigkeit, die im krassen Gegensatze zu hohen, intellektuellen Leistungen stehen kann, eine Ungeschicklichkeit, die so weit geht, daß der Jüngling mit seiner Kleidung nicht in Ordnung kommt, sich einen Schlips nicht ordentlich binden, Schuhe nicht korrekt schnüren lernt usw. Die Pseudoungeschicklichkeit scheint die eigentliche Domäne der Schizoiden zu sein. Aber auch hier erlebt man die größten Überraschungen. Der Jugendliche, der stets mit offenen Knöpfen und hängenden Bändchen herumgeht, zeichnet vortrefflich oder hat die besten, sorgfältigsten geometrischen Konstruktionen aufzuweisen, oder er ist ein brillanter Klavierspieler und überwindet leicht technische Schwierigkeiten. Ein anderer fällt durch seine eckigen und linkischen Bewegungen auf; wenn er grüßt, macht er den Eindruck eines hölzernen Mannes, der sich in Scharnieren bewegt. Eines Tages interessiert er sich für Tennis, nach kurzer Zeit ist er ein Meister des Spiels und in seiner Gesellschaft der Champion. Verläßt er den Tennisplatz, so macht er wieder den Eindruck, als ob er auf Draht gezogen wäre. So stimmen bei den Schizoiden Inneres und Äußeres beinahe nie überein und befinden sich sogar oft in krassem Gegensatze; manchmal wird hier alle Menschenkenntnis zu Schanden. *Kretschmer* spricht in diesem Zusammenhang von einem In-sich-hineinleben. Was sie fühlen, was sie innerlich mitmachen oder ausdenken, „das ist für niemand als für sie allein". Viele schizoide Menschen sind „wie kahle römische Häuser, Villen, die ihre Läden vor der grellen Sonne geschlossen haben; in ihrem gedämpften Innenlicht aber werden Feste gefeiert".

Die Hysterie, über die ich gleichfalls in den Vorträgen über Psychologie und Psychopathologie des Kindes ausführlich gesprochen habe (*49*), steht fast in allen Beziehungen im Gegensatz zur Schizophrenie. Wenn hier alles nach innen gekehrt ist, die Außenwelt gleichgültig bleibt und keineswegs die Wirkung auf die Umgebung in Betracht gezogen wird, so verausgabt sich die Hysterie der Kinder und Jugendlichen oft in mehr oder weniger effektvollen Schaustellungen und einem pathologischen

Geltungsbedürfnis (Geltungssucht [*Homburger*]). Wird den hysterischen Individuen nicht jene Beachtung zuteil, die sie wünschen, dann wird zu Mitteln gegriffen, die diese Beachtung erzwingen sollen. Man könnte in diesen Fällen bisweilen von herostratischen Seelenvernichtungen sprechen in Anlehnung an die Tat des Ephesiers Herostratus, eines offenbar schweren Hysterikers, der, um seinen Namen bekannt zu machen, den Tempel der Artemis verbrannte. Der Hysterische opfert in seinem krankhaften Geltungsbedürfnis oft gleichsam die eigene Seele, alles Schöne und Gute, das darin enthalten ist, er vernichtet nicht selten alle ethischen Regungen, um nur nach außen hin jene Rolle zu spielen, die er sich selbst zugeteilt hat.

Während beim Kinde Hysterie fast immer monosymptomatisch auftritt, das heißt ein Symptom das gesamte Krankheitsbild beherrscht, erstreckt sich die Erkrankung bei Jugendlichen häufig auf eine Gruppe von Symptomen, die assoziativ, namentlich durch Gefühlsbeziehungen, verbunden sind. Man spricht hier von Komplexen. Oft kann man ganz deutlich die Irrwege verfolgen, die das Denken des betreffenden Jugendlichen eingeschlagen hat, um das Krankheitsbild zu komplettieren, um es so auszugestalten, daß es den gewünschten Eindruck auf die Umgebung mache. So kommt z. B. zu gewissen Störungen der Bewegungsfähigkeit Anorexie, Nahrungsverweigerung, weil der Arzt bei der Untersuchung auf die straffe Muskulatur hingewiesen hatte und der Wunsch entstand, durch Aushungerung den Eindruck des Kraftlosen, Welken herbeizuführen. Schwäche verträgt sich aber nicht mit starker, tönender Sprache. Wunschgemäß verliert die Stimme ihren Klang und sinkt zur Flüsterstimme herab. Selbst schwer Unangenehmes wird von hysterischen Jugendlichen herbeigeführt und mit der Miene des Märtyrers ertragen. Eine als hysterisch erkannte Unfähigkeit, das Bett zu verlassen, soll dadurch beseitigt werden, daß man den Nachttopf entfernt, um auf diese Weise einen Zwang zum Aufstehen herbeizuführen. Das geschieht nicht, aber der Jugendliche entleert Urin und Kot ins Bett. Wir erkennen hier eine weitere Komponente hysterischer Mentalität: das Bedürfnis, der Umgebung Unangenehmes, Peinliches anzutun, das Beeinträchtigungs- und Schädigungsbedürfnis, das oft zu einer Kampfeinstellung führt, die allerdings, wie die meisten hysterischen Zustände, nicht ausgesprochen, klar bewußt, sondern nur angedeutet, dämmerhaft ist. Diese Kampfeinstellung der Umgebung gegenüber ist selbst eine sehr wesentliche Ursache hysterischer Zustände. Sie erklärt manchmal auch die Wunderheilungen durch Milieuänderung.

In der neuen Umgebung sind keine persönlichen Bindungen vorhanden, den fremden Personen steht der Hysterische indifferent gegenüber. Auch in diesen Besserungen und Heilungen drückt sich übrigens oft auch ein Beeinträchtigungsbedürfnis der früheren Umgebung gegenüber aus. Man will ihr beweisen, wie untüchtig, ungeschickt, inhuman sie gewesen ist. Fremde konnten die schwere Erkrankung leicht heilen, während die nächsten Angehörigen versagten. Der Hysterische hilft mit allen Kräften dazu, seine vermeintlichen früheren Peiniger zu beschämen und zu blamieren.

Pubertät und Hysterie zeigen so viele ähnliche Seiten, daß tatsächlich auch innerhalb der normalen Pubertät oft der Schein entsteht, als handle es sich um hysterische Entladungserscheinungen. Hier seien nur drei Beziehungen näher aufgezeigt: Zunächst der Drang zur Selbstanalyse, die in „Selbstzerfaserung" ausarten kann. Während aber diese Selbstanalyse beim normalen Jugendlichen nur Mittel zum Zweck ist, indem sie ihn über sein Ich aufklärt und über die Gedanken, Gefühle und Stimmungen, die zur Aufrichtung eigener seelischer Persönlichkeit führen, ist die Selbstanalyse beim Hysterischen Selbstzweck. Es ist ganz zweifellos ein schwer zu definierendes Wohlgefühl mit diesem Herumwühlen in eigenen seelischen Inhalten verbunden. Diese Art der Selbstanalyse verhindert es aber geradezu, daß sich nach der Zergliederung der bisherigen Seeleninhalte und nach teilweiser Korrektur des Ungenauen, Unvollständigen, Ergänzungsbedürftigen ein neues, besseres, höheren intellektuellen Anforderungen entsprechendes Ich aufbaue, ein Vorgang, der einen höheren Grad innerer Konzentration erfordert und daher unter Abschluß von der Außenwelt erfolgen muß. Bei Hysterischen, bei denen das Triebhafte, Ideomotorische der frühen Kindheit nicht selten bis in die Pubertät hinein, ja sogar noch weit darüber hinaus, erhalten bleibt, wirken oft Vorstellungen, Ideen, die sich mit starken Gefühlen besetzen, als treibende Kräfte, sie drängen sich in die normalen seelischen Abläufe ein, ja sie verdrängen sie in vielen Fällen, und es entsteht dann eine anormale Art, auf die Forderungen der Umgebung zu reagieren, ein völliges Verkennen der hier gebotenen Rücksichten. Asoziale und antisoziale Tendenzen erlangen die Vorherrschaft.

Eine zweite Beziehung, die zwischen Pubertät und Hysterie besteht, ist die Suggestibilität. Wir wissen, daß Kinder außerordentlich suggestibel sind. In der Pubertätszeit entsteht häufig ein zweiter „Suggestibilitätsschub" (*W. Stern*). Diese Suggestibilität ist die Ursache von Autosuggestionen, die im Pubertätsalter gleichfalls sehr häufig zu verzeichnen sind. Hier findet oft eine Spaltung in zwei psychische Persönlichkeiten statt, von denen die eine die Rolle des „Suggestors" übernimmt, während die andere sich ihr fügt, ihr untertan wird. Die Spaltung in zwei oder mehrere „Ichs" ist im Pubertätsalter nicht selten. „Insbesondere ist die Jugendzeit ein fortgesetzter Kampf zwischen den vielen Ichs im eigenen Innern, die nur allmählich zur persönlichen Einheit gebändigt werden" (*Spranger*). Nun sehen wir oft, daß diese Spaltung derart erfolgt, daß jene Vorstellungsgruppe die herrschende wird und alle anderen seelischen Beziehungen unterjocht, die mit besonders starken Gefühlen oder Affekten verbunden ist, und wir erleben bei Hysterischen gar nicht selten das merkwürdige Schauspiel, daß Vorstellungen peinlichster Art, die mit den Affekten der Angst, des Schreckens, der Furcht einhergehen, herrschend werden und das andere, schwächere Ich in ihren Bann zwingen.

Hypochondrische Befürchtungen, die Angst, krank zu werden, haben zur Folge, daß die betreffenden Symptome tatsächlich eintreten, daß ein Ich als Krankheitserreger, das andere Ich gleichsam als Opfer des ersteren erscheint, wobei wir sogar mit ansehen können, wie anfänglich ein Kampf zwischen den beiden Ichs stattfindet. Aber auch Fremdsuggestionen spielen in der Pubertät eine Rolle. Wir wissen, daß Pubertierende, die es zu eigener Art und Wesenheit noch nicht gebracht haben, gerne Erwachsene nachahmen, die ihnen irgendwie imponieren, die suggestiv auf sie wirken. Es gibt Pubertierende, Jünglinge oder Mädchen, die ihre Art, sich zu benehmen, zu sprechen, zu schreiben, sich zu kleiden fortgesetzt ändern, je nachdem eine Person auf ihrem Horizont auftaucht, die ihnen irgendwie vorbildlich erscheint. Das sind aber bei normalen Individuen harmlose Pubertätsspielereien, die schließlich mit der Entwicklung eigener Art ein Ende nehmen. Hysterischen gegenüber ist die suggestive Kraft mancher Personen so groß, daß sie der Ausbildung einer eigenen Persönlichkeit im Wege steht. Es entwickelt sich dann eine Abhängigkeit, eine psychische Hörigkeit, die zur Folge hat, daß die betreffende Existenz zusammenbricht, wenn der Suggestor nicht anwesend ist. Manche hysterische Freundschaft, manche ideal erscheinende Beziehung ist auf seelische Hörigkeit zurückzuführen, eine der unangenehmsten seelischen Bindungen, in die oft nicht bloß erotische, sondern auch deutlich sexuelle Elemente eingehen.

Eine dritte Beziehung zwischen Hysterie und Pubertät ergibt sich aus dem starken Hervortreten der Phantasie. Sie hat im Leben des Jugendlichen eine nicht geringe Bedeutung: Sie zeichnet ihm zunächst fiktive Lebensziele vor, sie führt zu Kraftentfaltung und Krafterprobung, vorerst wohl vielfach an unrichtiger Stelle, aber sie bewirkt endlich doch auf dem Wege der Selbsterziehung die Fixierung der geeigneten Lebenslinie. Aus einer Fata morgana wird allmählich das bestimmte, klar umrissene Bild des Lebenszieles. Die Phantasie verleiht aber auch dem Dasein des Jugendlichen jenen Schwung, jene Begeisterungsfähigkeit, die als wesentlicher Faktor ethischer Entwicklung zu betrachten ist. In welcher Weise die Phantasie des Hysterischen teil hat an der Entstehung seiner Anomalien, habe ich an anderer Stelle (50) gezeigt. Was ich dort für die Kindheit gesagt habe, gilt vollinhaltlich auch für das Jugendalter, wie denn überhaupt die Grenzen zwischen Kindheit und Jugend hier beinahe vollständig verschwimmen. Die Phantasie ist bei hysterischen Jugendlichen außerordentlich produktiv. Es sind aber zumeist Variationen über dasselbe Thema: Immer ist es das Ich, das erhöht, verherrlicht, über anderes gestellt wird. Dieses egozentrische Fühlen und Denken (Hypertrophie des Ich [*Bleuler*]) führt zu dem hysterischen Charakter, der auf Täuschungen über sich selbst und über den eigenen Wert beruht, auf Unwahrheiten und Unehrlichkeiten sich selbst gegenüber aufgebaut ist. Typisch hysterisch ist das Tagträumen, in dem die Phantasie, oft als Ersatz für die unbefriedigende Gegenwart, Luftschlösser baut, den Jugendlichen der Wirklichkeit entrückt und ihn schließlich unfähig macht, sich mit realen Dingen zu befassen, Pflichten zu erfüllen und den Forderungen seiner Umgebung zu genügen. Immer größer wird die Kluft, die ihn von der Umwelt trennt. Auch die Adoleszenz bedingt in solchen Fällen keine Entspannung, keine Rückkehr zum wirklichen Leben. Alle Voraussetzungen zur Aufrichtung einer Existenz fehlen. Liegen die Dinge einmal so, daß der Hysterische den Boden unter den Füßen verloren hat, so ist ihm nicht mehr zu helfen. Immer wieder betrügt er sich selbst mit der Lebenslüge, die er sich zurechtgelegt hat. Ein Übermaß an Phantastik, insbesondere bei einem Mangel an intellektuellen Kräften, wird leicht zum Fluch. Deshalb ist weise Beschränkung der Phantasie, so schimmernde Blüten sie auch hervorzubringen vermag, eine der wichtigsten Aufgaben der Pubertätserziehung.

Die Psychasthenie, die uns bereits in den Vorträgen über die Psychopathologie des Kindes (45) beschäftigt hat, erlangt erst im Pubertätsalter besondere Bedeutung. Bekanntlich zeigt sich die Psychasthenie in der Unfähigkeit, Unlustgefühle zu überwinden. Diese wachsen immer mehr an, bis ein Wall von Unlust die Seele des Psychasthenikers umgibt. Aus der Psychasthenie geht das bittere Gefühl des Unvermögens hervor. Die Verstimmung, die sich infolgedessen einstellt, nimmt immer mehr zu, sie kann sich schließlich zu dem katastrophalen Unerträglichkeitsgefühl verdichten, das sehr häufig zum Selbstmord führt (58). Die Psychasthenie geht oft mit eigenartigen Krisen einher, die sich nicht selten in stundenlangem Toben äußern, ohne daß es zu krampfartigen Entladungen kommen muß.

Daß die Psychasthenie besonders häufig im Pubertätsalter angetroffen wird, ist ohne weiteres begreiflich. Im Kindesalter sind die Anforderungen in Schule und Leben normalerweise so gering, daß Ermüdungsgefühle in stärkerem Maße nicht aufkommen, während zur Zeit der Pubertät doch schon Leistungen beansprucht werden, die ohne Anstrengung nicht möglich sind. Die Zeit des „spielenden Lernens" ist zu Ende. Während die Volksschule die Gesamtarbeit der Wissensaneignung selbst besorgt und sich auf den häuslichen Fleiß der Schüler nicht verlassen kann und darf, ist die höhere Schule auf die Mitarbeit des Schülers angewiesen; ohne ein rationelles Arbeiten ist hier ein entsprechender Fortgang nicht möglich. Ähnlich verhält es sich mit jenen Jugendlichen, die zu Beginn des Pubertätsalters ins Erwerbsleben hinaustreten. Die Einführung in einen Beruf bedingt hier eine ganz neue Einstellung, einen Wechsel der Lebensgewohnheiten, ein Hineinwachsen in Arbeit und Pflicht, was oft mit größeren seelischen Erschütterungen verbunden ist als mit den gesteigerten Anforderungen in den mittleren Klassen höherer Schulen.

Wenn wir uns vergegenwärtigen, wie eine Arbeitsleistung bei psychasthenischen Schülern zustandekommt (45), erkennen wir ohne weiteres, daß hier eigentlich stets Anstrengung nach zwei Richtungen hin erforderlich ist. Zunächst muß die Unlust überwunden werden, die jeder Arbeit entgegensteht und die auch Komponenten weiter zurückreichender Unlustgefühle enthält, deren Ausgleich noch nicht gelungen ist. Dieses mit neuerlicher starker Unlust verbundene Streben nach Verdrängung absorbiert einen nicht unbeträchtlichen Teil der vorhandenen geistigen Spannkraft. Jetzt erst, und zwar unter der Bedingung, daß die Verdrängung der Unlust geglückt ist, kann die produktive Arbeit beginnen. Aber zumeist reichen hiezu die Kräfte nicht aus. Wiederholtes Einsetzen und wiederholtes Abgleiten wirken erschöpfend. Die Unlust wächst mit der zunehmenden Ermüdung, die Arbeit wird unmöglich. Den Schluß dieser Tragödie bilden

Selbstvorwürfe oder dumpfe Resignation mit dem Gefühl unverdienten Leidens.

Nach außen hin sieht die Sache freilich anders aus. Schlechte Klassifikation, Tadel in der Schule sind unvermeidlich. Die Eltern ziehen in der Regel daraus die Konsequenzen. Die Situation solcher Jugendlichen im Elternhaus wird die denkbar schlechteste, sie bildet eine neue Quelle schwerster Unlust, die seelische Depression wird unerträglich.

In dieser Lage setzen nun häufig die psychasthenischen Krisen oder Anfälle ein, von denen wir schon sprachen. Es kommt auch häufig zu Entweichungen, um quälenden Spannungsgefühlen zu entgehen, manchmal sogar zum Selbstmord. Auch hinsichtlich dieses traurigen Kapitels muß ich Sie auf meine Ausführungen im fünften Vortrag der „Psychopathologie des Kindes" verweisen (*56*). Ich möchte hier nur erwähnen, daß dem Jugendlichen überhaupt die Selbstvernichtung sehr nahe liegt. Wir entnehmen das aus Tagebuchaufzeichnungen, aus Briefen usw. Ich selbst habe in Unterredungen mit Jugendlichen wiederholt über die Leichtigkeit gestaunt, mit der Todesgedanken Raum gegeben wurde. Wie Selbstmorddrohungen von Kindern und Jugendlichen zu werten sind, habe ich gleichfalls bereits an früherer Stelle (*58*) gesagt. Nicht selten führt die psychasthenische Entartung zur Dissozialität auf Grund eines gewissen Nihilismus, einer innerlich erfolgten Bankerotterklärung, wobei wir wieder Gelegenheit haben, jene eigentümliche Spaltung zu erkennen, von der bereits früher die Rede war. Oft stellt das eine Ich dem andern geradezu eine Frist, nach deren Ablauf dann alle Bedenken beiseite gestellt werden und ein Leben abseits von Pflicht und Arbeit sich selbst gegenüber als zulässig erklärt wird. Ich verfüge diesbezüglich über ein sehr charakteristisches Bekenntnis eines jugendlichen Psychasthenikers, der schließlich verwahrloste.

Psychasthenie und Hysterie weisen im Jugendalter manche Berührungspunkte auf, insbesondere dann, wenn bei den Psychasthenikern ein starkes Mitleid mit sich selbst entsteht, eine sentimentale Stimmung, die schließlich in eine Art Schmerzlust umschlägt, deren Verdrängung sich der Jugendliche nicht angelegen sein läßt, weil er hier Gefühle entdeckt, die ihm angenehm sind. Hat das Gefühlsleben eine derartige perverse Grundlegung empfangen, dann ändert sich allerdings die seelische Einstellung vollständig. Seltsam und merkwürdig ist der Einfluß eines derartigen Erlebens auf die geschlechtliche Sphäre. Es kommt manchmal zu Regungen auch sexueller Wollust oft über die Zwischenschaltung von Angst, die überhaupt bei der Entstehung spontaner, das heißt nicht von Vorstellungen abhängiger Sexualgefühle eine große Rolle spielt.

Ganz zweifellos sind bei der Psychasthenie vorwiegend äußere Momente an katastrophalen Ausgängen schuld, und nirgends rächt sich ein Verkennen des Krankheitsbildes ärger als gerade hier. Diese Verkennung besteht vor allem darin, daß man den Zustand unverfänglich mit dem Namen eines gleichsam gangbaren Fehlers benennt und demgemäß behandelt. In Rücksicht darauf, daß die Jugendlichen ihren Aufgaben zweifellos intellektuell gewachsen wären, spricht man von Faulheit, von Zerstreutheit oder von bösem Willen. Weder Eltern noch Lehrer geben hiebei der Erwägung Raum, daß kein normaler Jugendlicher in einem Zustand verharren würde, der in Schule und Elternhaus mit so viel Unlust verbunden ist. Wenn auch nicht Ehrgeiz und Pflichtgefühl, so würde doch das Streben, oben zu bleiben und nicht einer mißachtenden Behandlung teilhaftig zu werden, den normalen Jugendlichen veranlassen, sich aufzuraffen. Dieses Waffenstrecken ohne Kampf ist an und für sich ein bedenkliches Symptom. Über die allgemeine Tatsache, daß Ermüdungsgefühle auch abseits jeder Arbeitsleistung sich nicht selten aus der Pubertät selbst ergeben, ist man im allgemeinen viel zu wenig unterrichtet. Auch an der Schwelle der Schizophrenie tritt manchmal ein plötzliches Erlahmen der Arbeitskraft auf, dessen Verkennen üble Folgen haben kann. Aus all diesen Gründen erscheint es erst dann ratsam, Faulheit als einen dem Jugendlichen schuldhaft anzurechnenden Fehler zu werten, wenn man sich genau davon überzeugt hat, daß ihr keine pathologischen Ursachen zugrunde liegen. Mit ganz wenigen Ausnahmen macht jeder Jugendliche ein Stück Psychasthenie mit. Es ist oft Sache pädagogischen Geschicks seitens der Eltern und Lehrer, ob diese Ansätze beseitigt werden können, der ob sie den Beginn katastrophaler Geschehnisse bilden sollen. Allerdings muß daran festgehalten werden, daß es verschiedene Grade psychasthenischer Entartung gibt, von denen die leichten und mittleren manchmal ohne äußeres Dazutun, aus sich selbst zum Ausgleich gelangen.

Schon im Kindesalter finden wir nicht selten eine Ungleichmäßigkeit der Leistungen, die nicht in äußeren Verhältnissen allein begründet sein kann. Es gibt Tage, an denen sehr Bemerkenswertes zustande kommt, dann wieder solche, an denen nichts vorwärts geht und das Kind oft versagt. Die Perioden wechseln bisweilen in längeren Intervallen, auch kommt es vor, daß diese durch Zeiten normaler Leistungsfähigkeit getrennt sind. Noch auffälliger sind bei Kindern die Änderungen ihres Verhaltens und ihres Temperaments. Auf Perioden, in denen sie aktiv, lebhaft, rasch zugreifend sind, sich für alles interessieren, wobei allerdings die Unbeständigkeit ihrer Aufmerksamkeit auffallen muß, folgen solche, in denen das Kind mürrisch, verdrossen, übelnehmerisch und stumpf erscheint. Ein solches Kind ist bisweilen wie „ausgewechselt". Gewöhnlich faßt man die Eigenart dieser Kinder unter der Bezeichnung „nervös" zusammen. Wir haben es hier aber offenbar mit einem Zustand zu tun, für den periodische Schwankungen kennzeichnend sind. Die Schwankungen erfolgen in zwei Phasen: Erregung und Erschlaffung sind mehr oder minder ausgeprägt, kommen aber der Umgebung in der Regel als krankhafte Störungen erst dann zum Bewußtsein, wenn sie höhere Grade erreichen und die Leistungsfähigkeit und das soziale Verhalten merklich tangieren.

Im Pubertätsalter sind solche Schwankungen besonders häufig, ja sie sind geradezu ein Bestandteil der Pubertätskrisen, die zumeist später ihren normalen Ausgleich finden. Das bekannte Dichterwort: „Himmelhoch jauchzend, zu Tode betrübt", kennzeichnet diesen Zustand, der sich zwischen Extremen bewegt und zu Stimmungen völlig entgegengesetzter Art führt. Nur müssen wir daran festhalten, daß zwischen den noch als normal anzusehenden Pubertätsschwankungen und den ausgesprochen krankhaften Zuständen der Zyklothymie eine große Zahl von Übergangsformen liegen, die den Jugendlichen als sonderbar, ungewöhnlich, aber durchaus nicht als krank, erscheinen lassen. Solche Zykloide können sogar über vorzügliche Geistesgaben verfügen, und *Kretschmer* hat uns Typen aufgezeigt, bei denen von genialer Geistesartung gesprochen werden kann. Immer liegt aber etwas Gegensätzliches in ihrem Verhalten.

Recht schwierig gestaltet sich die Beurteilung der Zyklothymen vom pädagogischen Standpunkt aus, und hier werden nicht selten infolge mangelnder Sachkenntnis schwere Fehler begangen. In den Zuständen erhöhter Erregbarkeit wächst der Schüler oft gleichsam über sich selbst hinaus, seine Leistungen sprechen für besonders gute Auffassung und Begabung. Wird nun hier der Maßstab gewonnen, mit dem man den Schüler hinsichtlich seiner Arbeit in der Schule mißt, so muß er in der Zeit der Depression schwer enttäuschen. Er wird dann als faul, unaufmerksam und zerstreut beurteilt werden und in Schule und Elternhaus eine Behandlung erfahren, die eine Aufhellung des Depressionszustandes verhindert und die depressive Phase oft in schädigender Weise in die Länge zieht.

Wir haben in diesem Vortrag vier abnorme Pubertätsrichtungen kennengelernt: Die schizoide, die hysterische, die psychasthenische und zuletzt die zykloide. Damit ist allerdings das Kapitel der abnormen Pubertät noch lange nicht erschöpft und auch über die aufgezeigten Pubertätsrichtungen, die sich in mannigfacher Weise verbinden können, wäre noch manches zu sagen gewesen. Der knappe Rahmen der Vorträge läßt aber größere Ausführlichkeit nicht zu.

Vierter Vortrag

Der Schwachsinn — Psychopathische Konstitutionen

Über den Schwachsinn bei Kindern haben wir in aller Ausführlichkeit schon früher gesprochen (29). Ich kann voraussetzen, daß Sie über die drei Stufen des infantilen Schwachsinns: Idiotie, Imbezillität und Debilität, hinlänglich unterrichtet sind.

Wir wollen zunächst die leichteste Form, die Debilität, etwas ausführlicher behandeln. Denn es besteht oft die Täuschung, als ob die Debilität erst in der Pubertätszeit entstanden sei, während tatsächlich infolge der größeren Anforderungen, die jetzt gestellt werden, die geistige Zurückgebliebenheit, die schon seit frühester Kindheit vorhanden war, erst offenkundig, manifest geworden ist. Die Debilen vermögen den Ansprüchen, die in der Volksschule gestellt werden, eben noch zu genügen. Die sonstigen abnormen Erscheinungen, die sich hauptsächlich auf den Gebieten des Fühlens und Wollens zeigen, werden in der Regel als Kinderfehler bezeichnet und dadurch scheinbar ihrer abnormen Eigenheit entkleidet. Wenn nun der Debile in die Pubertät eintritt, ist eine Selbsttäuschung nicht mehr möglich. Sein Zurückbleiben Vollwertigen gegenüber, die Schwierigkeiten seiner sozialen Einordnung werden so groß, daß sie nicht mehr übersehen werden können. Nun tritt aber noch vielfach hinzu, daß der Debile, der sein geistiges Unterliegen fühlt, seine körperliche Überlegenheit beweisen will. Er wird roh, ausfallend, es kommt zu Raufszenen, bei denen seine brutalen Instinkte hervortreten. So entsteht manchmal bei Debilen der Schein einer zur Zeit der Pubertät erwachenden Aktivität, während tatsächlich nur bisher seelisch verborgen Gebliebenes manifest wird. An den psychischen Verhältnissen der Debilen ändert sich sonst in der Pubertätszeit nicht viel. Erotischen Wandlungen ist er nicht zugänglich, das Sexuelle erscheint daher unvermittelt, ungemildert auf dem Schauplatz.

Der normale Pubertierende sieht in einer Statue das Kunstwerk, er bewundert die Haltung, die Form des Ausdrucks, den Gedanken, den der Künstler verwirklichen wollte, und das Sexuelle klingt nur als leiser Ton von ferne an. Der Debile sieht nichts als die bloßen Brüste, die nackten Beine, er gerät in sexuelle Erregung, wobei sich sofort Erinnerungen an früher gehabte obszöne Eindrücke einstellen. Seelischen Konflikten ist der Debile kaum ernstlich ausgesetzt. Das Triebhafte und Instinktgemäße seiner Natur ist besonderer Wandlung nicht fähig. Seine Ideen hinsichtlich seiner Zukunft sind nicht höher zu werten als die eines Kindes, und gerade in diesem Belang, zeigt sich oft seine Minderwertigkeit im klarsten Lichte, so, wenn ein Debiler, der keinen Brief korrekt schreiben kann und der in der zweiten Gymnasialklasse rettungslos stecken geblieben war, ungefragt mitteilt, er wolle Bischof werden. Wir sehen hier, wie recht *Walter Hoffmann* hat, wenn er seinen Jugendlichen die Frage vorlegt: „Was willst du werden?" und wie viel sich auch aus unbefriedigenden Antworten darauf hinsichtlich der Charakteristik der Jugendlichen folgern läßt.

Was aber der Debile zur Zeit der Pubertät erwirbt, das sind die Masken, hinter denen er sein wahres Wesen verbirgt. Wir haben auch bei normalen Pubertierenden gesehen, daß sie Erwachsenen nachahmen, die ihnen in der einen oder der andern Richtung imponieren. Aber dahinter wächst doch ihre eigene Persönlichkeit empor, nie kann ein solches Vorbild die Entwicklung des eigenen Ich ersticken. Der ärmliche, lückenhafte, locker gefügte geistige Besitzstand des Debilen sucht sich aber hinter irgendeiner Schauseite zu verbergen. Dies kann Geltungsbedürfnis sein, vielleicht aber auch eine Schutzposition, um nicht vom ersten Augenblick an abseits zu stehen und gesellschaftlich geächtet zu werden. Man könnte hier von psychischer Mimikry sprechen. Tatsächlich gelingt es manchen Debilen, durch die Nachahmung der Manieren, der Sprechweise, des Auftretens normaler Menschen seiner Umgebung längere Zeit irre zu führen, wobei Eltern und sonstige Angehörige wissentlich und unwissentlich mithelfen. Es gibt nicht wenige Debile, die sich der Gesellschaft fast aufdrängen, Verkehr suchen und den Ehrgeiz haben, beachtet zu werden. Nicht wenige nichtssagende, dummdreiste Snobs gehören hierher, wandernde Modejournale, die überall erscheinen, wo man gesehen wird. Gesellschaftliche Demütigungen machen diesen Existenzen nichts oder doch nicht viel. Sie tauchen immer wieder auf, auch dort, wo sie bloßgestellt und übel behandelt worden sind. Innerer Takt fehlt ihnen gänzlich, weil sie ihn eben auf dem Wege bloßer Nachahmung nicht erwerben konnten.

Andere ziehen sich allerdings im Bewußtsein ihrer Minderwertigkeit scheu zurück, nehmen Sonderlingsmanieren an, verfallen innerlich und äußerlich. Es sind schizoide Typen, denen man nicht selten begegnet. Auch schizophrene Zustände pfropfen sich der Debilität leicht auf und enden dann in schwerstem Blödsinn. Während der aktive Typus leicht der Kriminalität verfällt, endigt der passive Typus der Debilität — auch wenn keine Komplikationen eintreten — nicht selten in mehr oder minder schwerer Verwahrlosung. Bei Imbezillen und Idioten ändert sich in der Pubertät gewöhnlich nicht viel, und es ergibt sich hier der paradoxe Tatbestand, daß die abnormsten Menschen in gewissem Sinne die normalste Pubertät haben.

Wir kommen nun zu dem ebenso schwierigen wie interessanten Kapitel der psychopathischen Konstitutionen. Unter Konstitution verstehen wir hier den Inbegriff der gesamten psychischen Organisationsverhältnisse, die eigentümliche seelische Beschaffenheit, die jedem einzelnen sein Gepräge verleiht. Unter psychopathischer Konstitution wäre diese eigenartige Beschaffenheit in Hinsicht auf die Veranlagung zu seelischen Störungen zu verstehen. Nun liegt der Unterschied zwischen den psychopathischen Konstitutionen und den Störungen, die wir in der dritten Vorlesung behandelt haben, darin, daß die ersteren auch im vollentwickelten Stadium nie zu einer ausgesprochenen Geisteskrankheit führen. Es sind Zwischenstufen, die das Individuum zwar nicht als normal, aber auch nicht als geistig gestört erscheinen lassen. Diese Unterscheidung ist namentlich in forensischer Hinsicht von großer Wichtigkeit.

Es obliegt uns noch weiterhin, die Grenze zu finden zwischen normalen Fehlern, wie sie die Pubertät mit sich bringt, und zwischen Erscheinungen, die wir als psychopathisch bezeichnen müssen. Um diese Grenze aufzufinden, müßten wir genau festlegen können, wo die Normalität aufhört und die Abnormität beginnt. Dazu fehlt es uns aber an allen zureichenden Maßbestimmungen. *Kurt Schneider* bemerkt, daß als abnorm geradeso der geniale Mensch wie der unverbesserliche Verbrecher zu betrachten ist. Bei den psychopathischen Konstitutionen können wir das Über- und Unternormale nicht trennen, denn wir begegnen bei den Psychopathen auch Züge hoher Begabung und starker Leistungsfähigkeit neben Minderwertigkeiten der verschiedensten Art. In diesem Sinne ist die von *Kurt Schneider* aufgestellte Erklärung anzuerkennen, die schlechthin besagt, daß abnorm jede vom Gewohnten und Durchschnittlichen abweichende Variation ist. Im Wort Psychopath sind die beiden Worte Psyche (Seele) und Pathos (Leiden) vereinigt. Unter Psychopathen verstehen wir jene abnormen Persönlichkeiten, die an ihrer Abnormität leiden, oder unter deren Abnormität die Gesellschaft leidet (*Kurt Schneider*). Damit haben wir auch eine Grenzbestimmung zwischen Psychopathie und Absonderlichkeit, Schrullenhaftigkeit und verwandten Erscheinungen gewonnen. Solange diese weder dem Träger derselben, noch der Umwelt unleidlich erscheinen, sind sie nicht als psychopathisch zu werten. Auch diese Grenzbestimmung ist nicht scharf, sie hängt vielfach von Gewohnheit, Einstellung und von der Duldsamkeit der Umgebung ab, aber immerhin sind wir hiedurch imstande, uns einigermaßen darüber klar zu werden, was eigentlich unter dem Begriffe „psychopathische Konstitutionen" zu verstehen ist.

Die psychopathischen Zustände, die uns im folgenden beschäftigen sollen, sind in der Konstitution begründet, sie hängen demnach zusammen mit angeborenen seelischen Minderwertigkeiten. Bei der psychopathischen Konstitution handelt es sich um in der Veranlagung gelegene Tendenzen zu seelischen Störungen (*Ziehen*). Nun ist es unter Umständen möglich, daß diese Tendenzen latent bleiben, sich nicht auswirken, und daß ein Individuum, das die Anlagen zu seelischen Störungen in sich trägt, niemals in einen tatsächlich psychopathischen Zustand gerät. *Ziehen* spricht von erworbenen psychopathischen Konstitutionen und stellt diese den angeborenen gegenüber. Aber es scheint, daß es sich bei ersteren doch zumeist um eine Auslösung von krankhaften Anlagen handelt, die andernfalls latent geblieben wären. Als solche Ursachen bezeichnet *Ziehen* Hirnerschütterung bei einem Unfall, akute Infektionskrankheiten, z. B. Typhus, Affekte, Strapazen und Überarbeitung, Alkoholmißbrauch usw. Mir scheint, daß bisweilen auch von der Sexualsphäre her eine Auslösung psychopathischer Eigenschaften möglich sei, und ich glaube, daß es Formen der Onanie gibt, die in diesem Sinne in Betracht kommen.

Als eine wichtige Ursache der Auslösung psychopathischer Eigenschaften ist aber zweifellos die Pubertät selbst anzusehen mit ihren Krisen, ihrer inneren Zerrissenheit, ihrem Stimmungswechsel und mit der Neigung zu jäh aufflammenden Affekten, die wie kein anderes psychisches Geschehen imstande sind, einschneidende psychische Änderungen herbeizuführen. Der Pubertät kommt in dieser Beziehung beinahe dieselbe Bedeutung zu wie einer echten, organisch bedingten Krankheit. Deshalb stellt die Pubertät eine Gefahrzone für die Jugendlichen dar und deshalb werden die meisten psychopathischen Konstitutionen erst in der Reifezeit als ernste, tief ins Leben eingreifende Störungen offenbar.

Noch häufiger als das Auftreten psychopathischer Symptome in der Pubertät nach einer einwandfrei verbrachten Kindheit ist die Erscheinung, daß eine psychopathische Konstitution, die sich früher in mäßigen Grenzen bewegt hat, nun plötzlich anschwillt, uferlos wird und den Jugendlichen in die Antisozialität hinüberreißt. Manchmal bleibt der Zustand konstant und bietet allen pädagogischen Bemühungen Trotz. Manchmal bringt die Adoleszenz aber auch hier eine teilweise Lösung und Entspannung mit sich. Es bleibt zwar ein Defektzustand zurück, Wesen und Lebensführung des Betreffenden lassen zu wünschen übrig, die Befürchtungen, die in den Stürmen der Pubertätszeit nahegelegen waren, erweisen sich aber später in diesem Umfang als nicht berechtigt.

In der Kindheit prägen sich die psychopathischen Konstitutionen vor allem in der Gefühlssphäre aus, die sehr charakteristisch vom normalen Durchschnitt abweicht. Man spricht deshalb dort von einer depressiven, einer psychasthenischen, einer zirkulären, zwischen Depression und Hyperthymie (*48*) wechselnden psychopathischen Konstitution (*42*). In der Pubertät ändern sich die Verhältnisse insofern, als die gesamte Persönlichkeit, oder vielmehr der Aufbau der Persönlichkeit, in Mitleidenschaft gezogen wird. Die Gesamtstruktur der Seele ändert sich, und es entstehen Typen, die gleichsam als besondere Abartungen menschlicher Wesenheit betrachtet werden müssen. Dabei fallen zunächst alle jene Reaktionen unangenehm auf, die nach außen, gegen die Gesellschaft, gerichtet sind und unter denen die Umwelt leidet. Niemals beschränkt sich aber eine psychopathische Konstitution auf diese gesellschaftsfeindliche Einstellung. Sie ist nur ein Symptom seelischer Entartung, die bei entsprechender Untersuchung zur Gänze aufgedeckt werden kann.

Wir haben bei den geistigen Schwächezuständen einen Defekt nicht erwähnt, der insofern in einer Darstellung der Pubertät von untergeordneter Bedeutung ist, als jene vielfach gar nicht oder sehr verspätet eintritt. Ich meine den Infantilismus, über den Sie sich aus den Vorlesungen über Kinderpsychologie orientieren mögen (*27*). Wir können nun auch in Fällen, in denen die körperliche Reifung erfolgt, bei manchen Individuen ein eigentümliches Kindlichbleiben feststellen, das sich darin zeigt, daß sich auch nach Eintritt der für die körperliche Reife kennzeichnenden Erscheinungen die seelische Kindheit in diese Periode hinein gleichsam geradlinig fortsetzt. Dieser Zustand ist von dem Psychiater *Anton* als seelischer Infantilismus bezeichnet worden. Alle Eigenschaften, die für die Kindheit charakteristisch sind, finden wir auch bei diesen Infantilen, nämlich Naivität, Aufgeschlossensein und eine als blinde Vertrauensseligkeit sich geltend machende Suggestibilität. Diese Eigentümlichkeit ist oft mit einer entschiedenen Schwäche der intellektuellen Funktionen verbunden. Es gibt aber auch Fälle, in denen die Lernintelligenz nicht nennenswert leidet und die Wissensaneignung nahezu normal vonstatten geht. Immer ist aber die Lebensintelligenz herabgesetzt, es fehlt an der Fähigkeit, sich durch eigenes Urteilen eine Meinung zu bilden, dieser Meinung entsprechend zu handeln und sich von der Umgebung unabhängig zu machen. Diese Infantilen verlangen geradezu nach Bevormundung und sie haben auch dann nichts dagegen einzuwenden, wenn diese in beschämenden und unwürdigen Formen vor sich geht. Ein ewiges Fürsorgebedürfnis beherrscht sie und es macht ihnen nichts, wenn die Fürsorge zur Tyrannis ausartet und von Personen ausgeübt wird, die gesellschaftlich und hinsichtlich ihrer Bildung tief unter ihnen stehen. Wir haben hier eine Form der bleibenden Unselbständigkeit vor uns, die leicht ins Antisoziale ausarten kann, wenn diese Infantilen in unrechte Hände kommen. In diesem Falle sind sie willenlose und gefügige Werkzeuge; ohne innere Widerstandskräfte sind sie ganz und gar dem Milieu ausgeliefert.

Neben diesem passiven gibt es auch einen aktiven Typus der Haltlosigkeit. Hier kommen jene Individuen in Betracht, die von anderen verführt und zu Handlungen verleitet werden, die eine Schädigung der Gesellschaft bedeuten. Dies zeigt sich schon im Jugendalter gelegentlich von Unzukömmlichkeiten und „Streichen". Man hat in solchen Fällen, trotzdem der Tatbestand der Verführung außer Zweifel steht, oft den Eindruck, daß etwas im Wesen der Verführten den Plänen der Anstifter doch nahekam, daß es nicht immer ein mit Unlust erfülltes Geschehen war, das unter der Einwirkung anderer sich ereignete, daß auch aktive Triebkräfte durch das Gelegenheitsverhältnis ausgelöst werden, die nur einer gewissen Ermutigung bedürfen, um zum Durchbruch zu kommen. Die Anziehung zwischen Versuchern und Verführten ist hier offenbar eine gegenseitige gewesen, eine gewisse Geistesverwandtschaft hat hier die erste Annäherung zustande gebracht. Wir sehen auch oft, daß die Verführungskünste, die nötig waren, um den Jugendlichen abwegig zu machen, keine sonderlich großen waren. Jedenfalls ist bei vielen Haltlosen nicht bloß eine verminderte Widerstandsfähigkeit vorhanden, sondern auch eine starke Triebhaftigkeit, die, einmal entfacht, sich häufig in antisozialer Hinsicht auswirkt.

Bei den Haltlosen kann man nicht selten eine eigenartige Zweiteilung der psychischen Persönlichkeit beobachten. Die eine ist erfüllt von guten Vorsätzen und nützlichen Prinzipien, die bei jeder Gelegenheit laut und feierlich verkündet werden. Wenn aber irgendein Anreiz zu Entgleisungen eintritt, versagt die formale Bereitschaft zu sittlichem Tun sehr rasch. Sie zieht sich mit stiller Resignation zurück und überläßt dem anderen Teil, der Verbotenes und Unerlaubtes auszuführen im Begriffe steht, das Feld. Auch hier kommen Fälle vor, in denen man nicht in der Lage ist, die moralisierenden Tendenzen der Jugendlichen ernst zu nehmen, und zur Ansicht gebracht wird, es handle sich hier nur um eine Maske, um Verstellungskünste.

Zweifellos gibt es aber auch Jugendliche, bei denen zwischen den beiden Teilen des Ich ein aufreibender Kampf stattfindet, in dem jedes Unterliegen eine schwere Beeinträchtigung des Selbstgefühls bedeutet, in dem Reue und Selbstvorwürfe durchaus ernst zu nehmen sind. Solche Jugendliche, Richter und Angeklagte in einer Person, gehören oft zu den seelisch gequältesten Existenzen, die man sich denken kann.

Unfähigkeit zu andauernder und gründlicher Arbeit, ferner Unstetigkeit und Inkonsequenz verhindern diese Jugendlichen, ihre oft guten Fähigkeiten auszuwerten. Hier ist es besonders die Neigung, Zeit zu vertrödeln, sie mit Nichtigkeiten auszufüllen, die sich bei jeder Ernstbeschäftigung geltend macht („geschäftiger Müßiggang"). Es ist nun merkwürdig, wie sich die Sachlage nicht selten mit einemmal ändert, wenn eine ernste, autoritative, arbeitsfreudige Persönlichkeit auf einen derartig Haltlosen Einfluß gewinnt. Plötzlich geht die Arbeit auch ohne nennenswerte unmittelbare Nachhilfe glatt vonstatten und wird in kurzer Zeit erledigt. Eine Dauerwirkung hat aber ein solches Verhältnis in der Regel nicht. Wendet der Erzieher den Rücken, so verfällt der Schüler sofort wieder in seine Tändelei.

Haltlose sind unzuverlässige Menschen. Wer sie auf verantwortliche Stellen setzt, macht mit ihnen die schlechtesten Erfahrungen; sie versprechen alles, halten aber nichts. Das Mädchen, das am Abend wegläuft und die seiner Obhut anvertrauten Kinder unbeaufsichtigt beim geheizten Ofen spielen läßt, der junge Bursch, der in der Zelluloidfabrik der Versuchung nicht widerstehen kann, eine Zigarette anzuzünden, und hiedurch schwerstes Unglück herbeiführt, sind Beispiele von haltlosen Jugendlichen, die sich über alle Vorschriften hinwegsetzen, Menschenleben leichtfertig gefährden, nur um momentanen Gelüsten frönen zu können. Solche Menschen haben keine sittlichen Hemmungen, sie sind gewissenlos. Aufs schwerste sind sie auch in sexueller Hinsicht bedroht. Junge Leute geben sich ohne Bedenken zu sexuellem Mißbrauch her und werden nur allzuleicht Opfer Perverser und Homosexueller. Besonders bei Mädchen spielt das „Nichtneinsagenkönnen" eine oft verhängnisvolle Rolle. Eine nicht geringe Zahl von haltlosen Mädchen verfällt der Prostitution ohne jede sexuelle Bedürftigkeit, selbst bei erwiesener sexueller Kühle. Ein Mädchen, das mit vierzehn Jahren defloriert wurde, dann ohne Wissen der Eltern in zwei Jahren mit dreizehn Männern verkehrt hatte, gab in der Fürsorgeanstalt, der sie dann übergeben wurde, Jahre hindurch zu keiner Klage Veranlassung und äußerte wiederholt, sie sei froh, von den Männern in Ruhe gelassen zu werden. Kaum war sie probeweise in den Sommerferien zu den Eltern beurlaubt, die sie tagsüber strenge überwachten, begann sie ein Verhältnis mit einem untergeordneten Menschen, der jede Nacht in ihr Zimmer einstieg.

Wir kommen nun zu einer anderen Gruppe von Psychopathen, zu den Erregbaren. Erregbarkeit ist eine Eigenschaft, die wir schon bei normal Pubertierenden sehr häufig antreffen. Man braucht sich hier nur die Typen des flegelhaften Jungen, des frech-schnippischen Mädchens zu vergegenwärtigen. Wir wissen, wie rasch Pubertierende aufbrausen, wie wenig sie sich beherrschen können. Auch ihre Unrast und Unruhe führt auf Erregungszustände zurück. In den abnormen Pubertätsrichtungen, die wir kennengelernt haben, kommen Erregungszustände gleichfalls sehr häufig vor, sie empfangen aber durch den abnormen Seelenzustand, der stets im Hintergrund steht, ein eigenartiges, abnormales Gepräge. Bei dieser Gelegenheit möchte ich noch ein Krankheitsbild erwähnen, das wir schon bei Betrachtung der Psychopathologie des Kindes beschrieben haben, die Epilepsie (*33*). Es gibt Jugendliche, bei denen die Erregungszustände in der Plötzlichkeit ihres Eintretens und in ihrer Heftigkeit an gewisse epileptische Anfälle erinnern, die sich auf rein psychischem Gebiet abspielen, ohne daß es aber zu den sonstigen Begleiterscheinungen dieser Krankheit kommt (Epileptoide). Wir begegnen hier weder der epileptischen Charakteränderung, noch dem fortschreitenden geistigen Verfall. Verstimmungszustände, wie sie sich bei Epilepsie zeigen, sind aber auch hier relativ häufig.

Bekanntlich unterscheidet man die Schwachsinnigen in Ruhige (Apathische) und Aufgeregte (Erethische). Diese beiden Verlaufsrichtungen sind auch bei der leichtesten Form des Schwachsinns, der Debilität, anzutreffen. Ein nicht geringer Teil der Erregbaren gehört in diese Kategorie. Die geringen Fortschritte in der Schule, die mangelnde Ausdauer bei Erlernung eines Berufes werden dann in der Regel dem allzu lebhaften Temperament, der steten Hast und Unruhe angelastet, während dieses Versagen auf der ganzen Linie tatsächlich auf die Geistesschwäche zurückzuführen ist. Letztere verbindet sich in diesen Fällen mit motorischer Übererregbarkeit, die hier rein symptomatisch zu beurteilen ist.

Sehen wir von diesen offenbar krankhaften Fällen ab, so bleibt noch ein großer Teil von Erregbaren übrig, die wir als Psychopathen im engeren Sinne zu betrachten haben. Bei diesen Jugendlichen überlagert die hochgradige Erregbarkeit gleichsam das andere Verhalten, es besteht zwischen ihren sonstigen Lebensgewohnheiten, ihren sittlichen Qualitäten, ihrer sozialen Einstellung und ihrer fallweise auftretenden hochgradigen Erregbarkeit kein unmittelbarer Zusammenhang, keine Abhängigkeit nach Ursache und Wirkung. Als Beispiel für eine solche sonderbare Zwiespältigkeit sei ein junger Mann erwähnt, einziger Sohn einer Witwe, mit der er zusammenlebt. Er ist um ihr Wohl außerordentlich besorgt, spart sich die Bissen vom Munde ab, bringt alles heim, womit er der Mutter Freude bereiten zu können glaubt. Wird die alternde Frau krank, so pflegt er sie wie eine Tochter. Trotzdem kommt es bei den nichtigsten Anlässen zu Szenen, er schreit, tobt, weiß sich nicht zu beherrschen und bereitet hiedurch seiner Mutter schwersten Kummer. Ist die Zornattacke vorbei, so bereut er, ist gütig und liebenswürdig, sucht durch verdoppelte Sorgfalt sein Unrecht gutzumachen. Immer wieder aber stören derartige Szenen den Frieden des Hauses.

Das Seelenleben zahlreicher Menschen ist gekennzeichnet durch starke Affektanlagen. Gefühlsabläufe, die bei normalen Individuen sich stets nur auf mittleren Linien bewegen, erreichen hier sehr rasch maximale Höhe. In der Pubertät kommt noch das Schwankende gefühlsmäßiger Strömungen hinzu, so daß Gemütsbewegungen verschiedener Art sich vereinigen und zu Affekten ganz unbestimmter Richtung zusammenfließen können, welche zu raschester Entladung drängen. Letztere erfolgt dann fast explosiv. Durch Erziehung und Selbstzucht ist es möglich, diese Affekte in ihrer Heftigkeit herabzumindern und zu vermeiden, daß es zu Affekthandlungen kommt, welche die Jugendlichen selbst und ihre Umgebung aufs schwerste beeinträchtigen; denn jeder ungestörte Ablauf eines solchen Affekts bahnt gleichsam einem neuen den Weg. Auch steigern sich bisweilen diese Affekte, indem sich neuen Erregungen nicht gänzlich abreagierte Reste früherer ähnlicher Vorfälle anschließen. Das selbsttätige Hineinsteigern in Zorn und Wut ist ja hinlänglich bekannt.

In der Pubertät kommt noch weiter hinzu, daß die Veränderungen, die sich im Bewußtsein zutragen, die Auflösung kindlicher Beziehungen, die Neuordnung innerer Werte und alle jene Vorgänge, die mit der Aufrichtung des Ich verbunden sind, sehr häufig als Störungen der inneren Koordination gefühlsmäßig erkannt werden, daß eigenartige Störungsgefühle entstehen, die rasch zu besonderer Intensität anwachsen. Jedem Affekt wohnt, wie *Groos* nachgewiesen hat, die Tendenz inne, sich reagierend auf die Umgebung zu beziehen. Der vollständige Ablauf des Affekts führt zu Handlungen, die geeignet sind, das Verhältnis zur Umwelt zu beeinflussen. Es besteht somit das triebhafte Bestreben, die Affekte auf die Umgebung abzureagieren. Nun ist bei Jugendlichen aber die Entwicklung spontaner Willenstätigkeiten noch nicht in dem Maße fortgeschritten, daß dem affektiv bedingten Trieb nach Entspannung und Entladung erfolgreich entgegengewirkt werden kann. Allerdings kommt es zu Versuchen in dieser Richtung. Aber das spontane Wollen wird von dem triebhaften Wollen gleichsam überrannt, es ereignet sich hier die Tragödie des inneren Unterliegens. Die Folgen der schrankenlosen Affektlösung sind dem Jugendlichen unerwünscht, peinlich, er gerät in eine schiefe Stellung der Umgebung gegenüber und schließlich bleibt ein Gefühl der Verbitterung, eine Verstimmung in der Seele des Jugendlichen zurück, die häufig genug die Basis für neue Affektvorstöße wird.

Es gibt auch frei steigende Affekte, welche geradezu zerstörend auf die Psyche einwirken. Hier steht der Angstaffekt obenan, der, wie kein anderer Affekt, zur Objektivierung drängt. Auf solcher Grundlage entstehen unklare und undeutliche Vorstellungen der Beeinträchtigung, welche auf die Umgebung bezogen werden und in diesem Sinne Bekundungen heftiger Abneigung selbst gegen die nächsten Angehörigen hervorrufen können. Hier handelt es sich um die fehlerhafte Projektion peinigender Stimmungen auf die Umgebung, dem Kausalitätsbedürfnis folgend, welches jedem subjektiven Vorgang eine objektive Ursache aufnötigt, wobei noch der Mangel jeder Selbstkritik seitens des Kindes oder des Jugendlichen in Betracht zu ziehen ist. In vielen Fällen kommt die Erregung nach außen hin oft erst dann zum Durchbruch, wenn der Psychopath längere Zeit hindurch alle Unlustgefühle, alle Vorstellungen peinlicher Art in sich verschlossen, in sich „hineingeschluckt" hat. Die Entladung erfolgt hier in der Regel in Form eines leidenschaftlichen Durchbruches, einer Explosion, und *Kurt Schneider* hält diese Art des Abreagierens für so charakteristisch für diese Gruppe von Psychopathen, daß er sie kurzweg als „Explosible" bezeichnet. Handelt es sich hier um Personen von normaler Intelligenz, so läßt sich psychotherapeutisch manche Besserung erzielen, wenn man die Beschwerden der Psychopathen ruhig anhört und ihnen nachweist, daß ihre Beunruhigungen nicht auf äußere Motive zurückgehen, sondern aus dem eigenen Innern stammen. Auch ist ein gewisser seelischer Beistand, eine seelische Unterstützung des Bestrebens, die innere Unruhe abzudämpfen, die Personen der Umgebung nicht unverschuldet zur Verantwortung zu ziehen, außerordentlich wertvoll. Besser als ein Mitglied der eigenen Familie erfüllt eine fernstehende Person (Arzt, Pädagoge), die dem Psychopathen als neutral und nicht voreingenommen erscheint, diese Aufgabe. In jedem Fall ist es notwendig, den Erregungsstürmen des Psychopathen volle Ruhe entgegenzusetzen, wozu in der Familie selbst oft nicht die Möglichkeit besteht.

Unter den kriminellen Handlungen, die erregbare Jugendliche begehen, stehen Körperverletzungen und Widerstand obenan. Es sind Affekthandlungen, oft genug „Kurzschlußhandlungen", bei denen die regulierende und hemmende Tätigkeit des Ich beinahe völlig ausgeschaltet ist.

Eine Form der Erregbarkeit, die zwar nie zur Verwahrlosung oder zur Kriminalität führt, aber doch in hohem Maße störend und unangenehm in das Leben einzelner und der Gesellschaft einzugreifen vermag, ist die unnütze Vielgeschäftigkeit, die viele Erregbare in ihrem eigenen Beruf an den Tag legen, wodurch sie Einfaches verwirren und unnütz komplizieren. Ihre innere Unruhe treibt sie dazu, sich von einer Aufgabe zur anderen zu wenden, nichts zu vollenden, keine Sache ausreifen zu lassen, sondern immer wieder Neues in Angriff zu nehmen, das gewöhnlich schon im Anfangsstadium im Stiche gelassen wird. Es sind die ewigen Projektenmacher, die bisweilen auch Gutes und Brauchbares erfinden, aber niemals die Ruhe und Konsequenz aufbringen, um es entsprechend fortzusetzen und zu einem gedeihlichen Ende zu führen. Ihr Lebenswerk besteht fast nur aus Anfängen. Als Anreger, als Initiatoren sind sie manchmal recht wertvoll, doch muß ihnen das entwicklungsfähige Projekt zeitgerecht aus der Hand genommen werden.

Gänzlich unproduktiv und sehr störend sind jene Erregbaren, die im eigenen Leben, im eigenen Wirkungskreis keine Befriedigung finden und das Bestreben haben, in das Schicksal anderer einzugreifen, hier Vorsehung zu spielen. Sie treten oft ungerufen und unbefugt als Anwälte von angeblich Unterdrückten und schuldlos Verfolgten auf, belästigen aber schließlich ihre Schützlinge durch ihre Taktlosigkeit, ihre Vielgeschäftigkeit, die Art, in der sie die Öffentlichkeit in Anspruch nehmen, derart, daß sie ihnen fast unerträglich werden. Sie lassen sich nur schwer abschütteln. Gelingt es doch, so verwandeln sich die früheren Gönner oft in erbitterte Gegner. Hieher gehört auch ein gut Teil der allen Ämtern und Redaktionen bekannten Querulanten, denen es sich keinesfalls um das Durchkämpfen einer für wahr und richtig erkannten Idee, sondern nur um Streit und Angriff handelt.

Viele Erregbare brauchen für ihre Handlungen die Plattform breiter Öffentlichkeit. Sie suchen und finden diese in der Gründung von Vereinen oder in der Mitwirkung an solchen, wo sie sich bald als störende Elemente höchst mißliebig bemerkbar machen. Es kommt dann häufig zu Beschuldigungen, Angebereien, zu Affären, die die Öffentlichkeit, nicht selten auch das Gericht beschäftigen. Überall, wo derart Erregbare am Werke sind, säen sie Mißgunst, Zwietracht und Haß. Sie sind arge Störer der Ruhe und Ordnung in Familien und in der Öffentlichkeit. Sie selbst teilen sich die Rolle des verkannten Menschenfreundes, der überall nur Undank erntet, zu. Zur Selbsterkenntnis sind solche Naturen in der Regel nicht zu bringen. Die Bestrebungen der Selbstverwaltung in höheren Schulen erleiden nicht selten durch derartige Existenzen, die sich in den Vordergrund drängen, Schiffbruch. Konflikte in Klassen, in denen sich erregbare Psychopathen befinden, nehmen oft kein Ende. Hier ist rechtzeitige Abschulung und Überweisung der betreffenden Psychopathen an eine geeignete Anstalt das einzige Mittel, um Schule und Mitschüler vor Schaden zu bewahren.

Wir wenden uns nunmehr der Kategorie von Psychopathen zu, die als sittlich Stumpfe bezeichnet werden können. Um diese Gruppe hinreichend scharf zu umgrenzen, ist es notwendig, die Schwachsinnigen auszuscheiden, deren sittliche Rückständigkeit nur einen Teil ihrer allgemeinen Rückständigkeit ausmacht. Dies gilt namentlich von den Debilen, die oft in Wettbewerb mit Normalen gebracht werden, in diesem Kampfe aber unterliegen müssen. Der äußere Mißerfolg gibt Anlaß zu schweren inneren Konflikten, die auf die Umgebung abreagiert werden und zur Dissozialität führen. Das französische Strafgesetz machte die

Bestrafung eines Jugendlichen von dem Nachweis einer gewissen geistigen Reife bei Begehung der Tat abhängig (Unterscheidungsvermögen, discernement), und von hier aus ist dieser Begriff in die Rechtsprechung einer großen Zahl anderer Staaten übergegangen. Jedenfalls kann von einer psychopathischen Konstitution nicht gesprochen werden, wenn sittliche Stumpfheit mit Schwachsinn einhergeht.

Bei den Psychopathen, deren sittliche Qualitäten weitaus hinter den intellektuellen zurückbleiben, beobachten wir schon in der Kindheit schwere Erziehbarkeit. Trotz bester Einflüsse, in einem tadellosen Milieu, oft inmitten gut gearteter Geschwister, legen sie Eigenschaften an den Tag, die sie mit der Ordnung, der Regelmäßigkeit, den guten Sitten in fortwährende Konflikte bringen. Manchmal hat man das Gefühl, als ob diese Kinder durch einen inneren Zwang in die Antisozialität getrieben würden. In der Pubertät bleibt die Periode der Verneinung nicht bloß bestehen, sie verschärft sich sogar zu absolutem Negativismus. Ohne Rücksicht auf etwaigen eigenen Nachteil wird das Gegenteil von dem getan, was die Umgebung wünscht. Der Ungehorsam des Kindes steigert sich hier zu offener Widersetzlichkeit.

Sehr stark macht sich bei derartigen Psychopathen auch das Triebleben geltend. Eine sehr frühe Unart, die sich nur schwer bekämpfen läßt, ist die Genäschigkeit. Auch frühsexuelle Regungen sind hier außerordentlich häufig. Es kommt nicht selten bei kleinen Knaben zu Angriffen auf junge Mädchen, selbst zum Versuch des Geschlechtsverkehrs. Kleine Mädchen drängen sich an kleine Knaben heran und spielen an deren Geschlechtsteilen. Ein widernatürliches sexuelles Interesse macht sich bei derartigen Psychopathen häufig schon von Kindheit an geltend. Viele sind von früh an derart beherrscht von sexuellen Vorstellungen und Phantasien, daß man sie als sexuelle Konstitutionen bezeichnen kann.

Sehr schwer anlernbar sind Manieren und wohlgefällige Gewohnheiten. Besonders die Eßmanieren sind oft die denkbar schlechtesten. Der Sinn für Sauberkeit und Ordnung ist nicht anzuerziehen. Vielfach besteht geradezu ein Hang zu Schmutz und Unsauberkeit. Zur Zeit der Pubertät erscheint die Flegelhaftigkeit bei den Jungen bis ins äußerste verzerrt. In ihrer Sprache, ihren Gewohnheiten kommt erschreckende Roheit zum Ausdruck. Im Auflesen und im Gebrauch ordinärer Schimpfwörter leisten sie Erstaunliches. Jugendliche dieser Art, auch wenn sie den gebildeten Schichten angehören, erscheinen oft wie Mitglieder einer tiefstehenden, unkultivierten Menschenrasse.

Höchst kennzeichnend ist für sittlich Stumpfe der Mangel an Ekel-, Scham- und Reuegefühlen. Mitleid kennen sie nicht. Tierquälereien sind bei derartigen Kindern und Jugendlichen an der Tagesordnung.

Innerhalb der sittlich Stumpfen erfordern zwei Kategorien unsere besondere Beachtung. Die eine repräsentiert der rücksichtslose, auf sein Ziel geradewegs losgehende Herrenmensch. Die Zielsetzung erfolgt hier rein verstandesmäßig, ohne irgendwelche gefühlsmäßige Rücksichten. Solche existieren für ihn eigentlich nicht, sie hemmen in keiner Weise die Ausführung seiner Absichten. Deshalb kann er Energien entfalten, die oft erstaunlich sind. Alles ist ihm nur Mittel zum Zweck, er nützt Menschen und deren Arbeitskraft rücksichtslos aus und schüttelt sie ab, wenn er sie nicht mehr braucht. Seine eigene Arbeitskraft und die Energie seines Wollens haben scheinbar keine Grenzen. Diese Naturen können der Allgemeinheit ungeheuer nützen oder ihr auch ungeheuer schaden, je nachdem, ob das öffentliche Interesse mit dem privaten Interesse des Herrenmenschen zusammenfällt oder nicht. Es sind oft Führernaturen, deren suggestiver Einfluß sich auf andere, Schwächere überträgt, die ihm gerne und willig dienen. Den Vorzügen solcher Persönlichkeiten in bezug auf Intelligenz und Willen stehen sittliche Mängel oft schwerwiegender Art gegenüber. Beschränkungen im Sinne des Sittengesetzes gibt es für sie nicht, sie sind oft Ausschweifungen ergeben und verachten die bürgerliche Moral. Immer und überall treten sie als Despoten auf.

Schon bei Jugendlichen ist dieser Typus oft stark ausgeprägt. Häufig kommt es aber nicht zur Entwicklung desselben, weil die früh sich geltend machenden Triebregungen alle Ansätze zu Höherem ersticken. So bleiben dann solche Herrenmenschen als verbummelte Genies oder als geniale Lumpen auf der Strecke. Die hohen Gaben, die sie auf intellektuellem Gebiet aufweisen, reichen nicht hin, um sie aus dem Sumpf herauszuheben, auch wenn ihnen hiezu hilfreiche Hand geboten wird.

Diesem Typus steht ein anderer gegenüber, bei dem sich schon früh kriminelle Neigungen zeigen. Schon das Kind begeht Eigentumsdelikte, Betrügereien, entweicht aus dem Hause, treibt sich während der Schulstunden herum. In der Familie bleibt es fremd. Frühzeitig beobachten wir einen eigentümlichen Trieb nach unten, einen Instinkt, der zur Aufspürung gleichgesinnter Genossen führt, einen Zug zur Verwahrlosung, der das Kind auch dann anheimfällt, wenn es daheim überwacht und zu Fleiß und zur Pflichterfüllung angehalten wird. Im

Jugendalter ist die Verwahrlosung in der Regel schon eine feststehende Tatsache. Es bestehen bereits kriminelle Komplexe, unaufhaltsam steuert der Jugendliche selbst der Kriminalität entgegen. Kommt er nun mit dem Gericht in Beziehung, so bedeutet dies in der Regel für ihn den Augenblick, in dem er vollständig und rückhaltslos zur Antisozialität übergeht. Er löst alle Bande, die ihn noch mit normalen Gefährten und Familienmitgliedern verknüpfen, er betrachtet sich als zugehörig zur großen Armee der Rechtsbrecher und Gesellschaftsfeinde. Alle seine verstandesmäßigen Fähigkeiten, die oft von starkem Wollen unterstützt werden, verwendet er dazu, um sich in der neuen Gesellschaft hervorzutun, hier eine Rolle zu spielen. Ein perverses Geltungsbedürfnis bahnt weiterer Verwahrlosung, die in kriminellen Handlungen zum Ausdruck kommt, den Weg. Die Verbrechen, die sich ein derartiger Psychopath zuschulden kommen läßt, entspringen oft nicht eigennützigen Beweggründen, sondern sie tragen die Motive gleichsam in sich, sie sind veranlaßt durch eine Art perverser Berufsfreude, durch den Trieb, Leistungen aufzuweisen, die in Erstaunen versetzen sollen. Eine ungesunde Romantik, ein Sensationsbedürfnis, das auch bei anderen Jugendlichen oft in der wahllosen Lektüre von Abenteurer- und Detektivromanen zum Ausdruck kommt, führt zu Taten, deren Ergebnisse zumeist in keinem Verhältnis stehen zu den Gefahren und dem Wagemut, die ihre Ausführung erfordern. Sicherlich spielt hier auch jene Schädigungsabsicht eine Rolle, die bewußt oder unbewußt vielen Abwegigkeiten von Psychopathen zugrunde liegt.

Vielfach wird die Sensationslust derartiger jugendlichen Psychopathen gefördert durch die Umstände, welche die strafrechtliche Verfolgung ihrer Taten mit sich bringen. Generalprokurator Höpler weist hier mit Recht darauf hin, daß den strafprozessualen Formen eine gewisse Theatralik anhaftet, die für manche Psychopathen eine besondere Anziehung bedeutet. Die Verhandlung ist für sie der große Tag ihres Lebens. Die Zeitungsberichte über ihr Vergehen tragen sie mit Stolz bei sich. Eine ungeheuere, unüberbrückbare Kluft tut sich schließlich auf zwischen ihnen und ihren in bürgerlichen Verhältnissen lebenden Verwandten. Zu diesen führt sie in der Regel kein Weg zurück.

Merkwürdig ist die Tatsache, daß derart sittlich tief Gesunkene in geeigneten Psychopathenanstalten manchmal deutliche Besserung erkennen lassen, sich arbeitsam zeigen und auch in disziplinärer Hinsicht keine besonderen Schwierigkeiten machen.

Sie tun oft lange Zeit gut, wenn es gelingt, sie aus allen ihren früheren Bindungen herauszuheben. Man macht aber die Erfahrung, daß sofort Rückfälligkeit eintritt, wenn wieder irgendeine frühere Beziehung angeknüpft werden konnte.

Sittlich stumpfe Mädchen verfallen vielfach der Prostitution. Aber auch bei Mädchen, bei denen infolge günstiger Familienverhältnisse ein derartig tiefes Absinken verhütet werden konnte, ist zu konstatieren, daß ihnen die Sexualehre fast nichts gilt. Sie geben sich dem nächsten hin, der ihrer begehrt. Reue über ihre Fehltritte zeigen sie nicht. Viele derartige junge Mädchen repräsentieren den Dirnentypus auch dann, wenn es nicht zur Ausartung in sexueller Hinsicht kommt.

Die Lügen von Kindern sind sehr verschieden zu beurteilen. Ich verweise diesbezüglich auf meine Ausführungen an anderer Stelle (*43*). *W. Stern* versteht unter Lügen „bewußt falsche Aussagen, welche dazu dienen, durch die Täuschung anderer bestimmte Ziele zu erreichen". In diesem Sinne ist das Fabulieren vieler Kinder, die Mitteilung phantastisch erfundener Erzählungen, nicht als Lüge zu betrachten. *Homburger* unterscheidet wirkliche und scheinbare Lügen, je nachdem, ob das Kind von der Richtigkeit seiner Angaben selbst überzeugt ist oder nicht. *Franziska Baumgarten* hat in einer trefflichen Monographie durch Befragen von 553 Kindern und Jugendlichen die Beweggründe und die Art ihres Lügens zu ergründen gesucht. Bei Kindern ist vielfach das, was man gemeinhin Lüge nennt, ein spielerisches Geschehen. Ihnen fehlen vielfach die Kriterien, die erforderlich sind, um das Verwerfliche der Lüge zu erkennen.

Anders gestalten sich die Verhältnisse in der Pubertät. Hier sind die ethischen Grundbegriffe so weit gefestigt, daß der Jugendliche die Lüge als unrecht und unerlaubt erkennen muß. Gelegentliche Abweichungen von der Wahrheit wird man auch hier nicht allzu ernst beurteilen dürfen. Das Schulleben und seine Erfordernisse bringen den Jugendlichen oft in derartige Konflikte mit seinen eigenen Wünschen und Absichten, daß die Lüge über diese Widersprüche hinweghelfen muß. Es gibt eine große Zahl von Jugendlichen, die in ihrem Verhältnis zu Freunden und Angehörigen sich als wahr, ehrlich und zuverlässig erweisen, in bezug auf die Schule jedoch nicht die mindesten Gewissensbisse fühlen, wenn sie sich hier mehr oder minder weit von der Wahrheit entfernen.

Die Zeit des Fabulierens, des phantastischen Lügens, sollte der Jugendliche längst hinter sich haben. Schon das reifere Kind schämt sich schließlich solcher Darstellungen, ja, es will nicht einmal gerne an die Zeit erinnert werden, in dem der Drang nach phantastischen Erfindungen so stark war, daß er zum Fabulieren führte. Mit diesem frühinfantilen Verhalten hat jene Art des Lügens nichts zu tun, die man seit *Delbrück* als „Pseudologia phantastica" bezeichnet. Diese Art des Lügens zeigt sich in dem fast zwangsweise sich geltend machenden Trieb, unwahre, erdichtete oder doch zumindest arg entstellte Angaben zu verbreiten. Es gibt verschiedene Formen der Pseudologie. Die erste besteht darin, daß alles, was mitgeteilt wird, von Anfang bis zu Ende erdichtet ist. Hier findet sich in pathologischer Weise das Fabulieren der Kinder ins Pubertätsalter fortgesetzt. Allerdings sind es nicht mehr märchenhafte Dinge, die vorgebracht werden, sondern Mitteilungen, die den Schein von Wahrheit an sich tragen, von den Psychopathen auch als wahr ausgegeben werden und daher leicht irreführen können. Diese Darstellungen tragen oft egozentrischen Charakter, sie dienen der Selbstverherrlichung, es sind Aufschneidereien und Münchhausiaden und stehen zumeist in krassem Gegensatz zum Unwert der Persönlichkeit.

Die zweite Form der Pseudologie knüpft an Tatsachen an, die wirklich stattgefunden haben, oder handelt von Personen, die zum Bekanntenkreis der Pseudologen gehören, weichen aber gleichfalls von der Wirklichkeit mehr oder weniger ab, ohne daß die Pseudologen beabsichtigen, den betreffenden Personen durch ihre unwahren Angaben Schaden zuzufügen. Die dritte Form der Pseudologie ist die Verleumdung. Hier besteht von Anfang an die Absicht, Schaden zuzufügen, den Ruf und die Ehre des Betreffenden herabzusetzen. In dieselbe Kategorie gehören die anonymen Briefschreiber.

Es ist oft merkwürdig, wie geläufig den Pseudologen das Lügen ist, wie sie Angaben zu machen verstehen, die in dem unbefangenen Zuhörer einen Zweifel darüber, ob die vorgebrachten Dinge auch wirklich stattgefunden haben, gar nicht aufkommen lassen. Ich kannte einen jungen Mann, der jedem, mit dem er zusammenkam, förmliche Romane über seine Herkunft und über seine Stellung erzählte, die stets geglaubt wurden. Ein anderer kam auf den Einfall, die Geschichte eines Mannes aus guten Verhältnissen zu erzählen, dem es furchtbar schlecht ergehe und der vor der Delogierung stehe. Bei seinen Eltern langten nun eine Menge milder Gaben ein für eine Person, die in Wirklichkeit gar nicht existierte.

Man sieht, wie leicht den Pseudologen das Schwindeln gemacht wird, und daß es hier keiner besonderen Künste bedarf, um mit dem Lügen auch das widerrechtliche Erlangen materieller Vorteile zu verknüpfen. Auf die hier in Betracht kommenden interessanten Fragen näher einzugehen, ist im knappen Rahmen dieses Vortrages nicht möglich.

Die Pseudologen der oben dargestellten Typen stehen ethisch auf einem sehr verschiedenen Niveau. Am tiefsten rangieren die gewohnheitsmäßigen Verleumder. Derjenige, der die persönliche Ehre eines Mitmenschen nicht achtet, der ihn angreift und dabei feig im Hintergrund bleibt, kann jeder andern Schandtat für fähig gehalten werden. Von hier zum Verbrechen ist ein nur kleiner Schritt.

Es gibt Lügner, bei denen eine eigentümliche Zwiespältigkeit des Ich zu beobachten ist. Der eine Teil hört gleichsam den Lügenreden des anderen zu, wundert sich darüber, mißbilligt sie. Er ist aber nicht imstande, dieses impulsive Drauflosreden zu hemmen. Nachher erfolgt dann gleichsam die Abrechnung. Selbstvorwürfe führen zu guten Vorsätzen, zum Entschluß, nie wieder die Unwahrheit zu sprechen. Aber bei letzterem bleibt es in der Regel. Die nächste Gelegenheit bringt den Rückfall.

In welcher Weise gewohnheitsmäßiges Lügen die geistigen Kräfte bindet, ist bekannt. Lügner müssen ein gutes Gedächtnis haben, um sich nicht fortwährend zu widersprechen. Dadurch, daß der Lügner gezwungen ist, die unwahren Angaben, die er vorgebracht hat, evident zu halten, seine Aufmerksamkeit darauf einzustellen, ist er häufig gehindert, sich produktiven Verstandestätigkeiten zuzuwenden. Das kommt namentlich bei Kindern und Jugendlichen in Betracht, deren geistige Ausbildung unter der Pseudologie direkt und indirekt leidet.

Für die geistige Eigenart des Pseudologen ist oft die Art seines Lügens kennzeichnend. Sie ist zumeist als „Wunschpsychose" zu werten (*Stemmermann*). Der Gegenstand der Lügen betrifft eigene, unerfüllte Wünsche. Dies gilt namentlich für verleumderisch vorgebrachte Sexualbeschuldigungen, bezüglich deren ich auf *W. Sterns* Buch: „Jugendliche Zeugen in Sittlichkeitsprozessen" verweise.

Vom Wachträumen der Kinder gibt uns *Homburger* folgende Darstellung: „In den Wachträumereien spielt das Kind mit den Gebilden seiner Einbildungskraft, indem es sich in Situationen und in persönliche Rollen versetzt, die irgendwelchen Wünschen und Plänen, seinem Verlangen und seiner Sehnsucht, seiner Vorstellung von Herrlichkeit und Glanz, Glück und Freude entsprechen. So lebendig können diese Phantasien werden, daß die Wirklichkeit vor ihnen verschwindet, und die Hingabe an sie kann so ausschließlich werden, daß das Bewußtsein sich traumhaft trübt."

Das Wachträumen wird um so intensiver, je weniger befriedigt Kind oder Jugendlicher vom Leben sind. Das Kind oder der Jugendliche flieht dann in diese unwahre, erträumte Welt, um an die traurigen Verhältnisse, die sie umgeben, wenigstens zeitweise zu vergessen. Es entsteht der Wunsch, Situationen, wie sie sich der junge Mensch vorspiegelt, auch einmal zu erleben. So kommt es manchmal zum Selbstdarstellen und Selbstagieren. Der Betreffende fühlt sich dann in einsamen Wanderungen ganz in die Rolle hinein, die er sich in seinen Wachträumereien zugeteilt hat. Hier verschwimmen tatsächlich bisweilen die Grenzen zwischen Schein und Wirklichkeit: Es gibt Augenblicke, in denen der phantastisch übererregte Jugendliche nicht mehr weiß, wohin er eigentlich gehört, wer er eigentlich ist.

Diesen eigenartigen Grenzzustand schildert *Thomas Mann* vortrefflich in seinem Buch: „Bekenntnisse des Hochstaplers Felix Krull": „Ich erwachte z. B. eines Morgens mit dem Entschlusse, heute ein achtzehnjähriger Prinz namens Karl zu sein, und hielt an dieser Träumerei während des ganzen Tages, ja mehrere Tage fest; denn der unschätzbare Vorzug solchen Spieles bestand darin, daß es in keinem Augenblick und nicht einmal während der so überaus lästigen Schulstunden unterbrochen zu werden braucht. Gekleidet in eine gewisse liebenswürdige Hoheit, ging ich umher, hielt heitere und angeregte Zwiesprache mit einem Gouverneur oder Adjutanten, den ich mir einbildungsweise beigab, und niemand beschreibt den Stolz und das Glück, mit dem das Geheimnis meiner feinen und erlauchten Existenz mich erfüllte."

Bisweilen steht im Hintergrund des Wachträumens die Psychose. Dann können die Träumereien wahnhaft ausarten, und schließlich kommt ein Moment, in dem die Wirklichkeit tatsächlich zurücktritt und an die phantastischen Schöpfungen geglaubt wird. Größenideen machen sich geltend, die oft mit Ideen im Sinne der Verfolgung gepaart sind, das von Anfang an starke Geltungsbedürfnis wird zum Geltungswahn, und am Ende steht die völlige geistige Entartung. Hier haben wir es nicht mehr mit einer psychopathischen Konstitution zu tun, sondern mit einer manifesten Geisteskrankheit.

Das Bedürfnis, sich in abwegiger Weise Geltung zu verschaffen, kommt im Jugendalter in manchmal recht bizarren Formen zum Ausdruck, zunächst im Beimessen von Titeln und Würden, die dem Jugendlichen nicht gebühren. Besonders gerne legen sich Jugendliche stolze, tönende Adelstitel bei. Im Weltkrieg wurde mit Ordensdekorationen starker Mißbrauch getrieben. Vielfach sind Jugendliche bestrebt, sich für älter auszugeben, als sie sind, und dann als Korpsstudenten mit farbigen Mützen und Bändern zu imponieren. Das sind aber verhältnismäßig harmlose Hochstapeleien, die später gewöhnlich selbst als Dummheit erkannt und vielfach restlos vergessen werden. Viel ernster sind die Hochstapeleien Jugendlicher zu beurteilen, die in offenbar betrügerischer Absicht begangen werden. Sie sind in der Regel Zeichen bereits eingetretener schwerer sittlicher Entgleisung. Von hier aus gibt es kaum mehr eine Rückkehr auf den Boden bürgerlicher Brauchbarkeit und Gesittung.

Als Hochstaplernaturen erscheinen uns jene Psychopathen, die ihr gefälliges Äußeres, ihr sicheres Auftreten, ihre Redegewandtheit und ihre guten Manieren dazu benützen, um im Sinne der von ihnen ausgewählten Rolle suggestiv auf die breiten Massen zu wirken und sich hiedurch materielle Vorteile zu verschaffen. In der letzten Zeit sind Jugendliche als Hochstapler aufgetreten, die in ihrem Bildungsniveau auf tiefster Stufe standen und trotzdem glauben machen konnten, sie seien Abkömmlinge ehemaliger Fürstengeschlechter. Die fehlende Bildung ersetzt der Psychopath aber durch starke Willenskräfte und durch die Fähigkeit, sich in die Rolle, die er spielt, derart einzufühlen, daß er schließlich an sie selbst glaubt und ihm die Grenzen zwischen Wirklichkeit und Schein vollständig verloren gehen. Er spielt den Prinzen nicht mehr, er ist es in seiner Einbildung. Ein völliges, zeitlich nicht befristetes Aufgehen der Persönlichkeit in der Rolle führt seine Erfolge herbei. Wir haben hier Fälle von Autosuggestion vor uns, der auf der anderen Seite Massensuggestionen entsprechen, die von diesen sehr sonderbaren, psychisch außerordentlich verwickelt struktuierten Persönlichkeiten ausgehen.

Es gibt auch Hochstaplernaturen, die nie mit dem Strafgesetz in Konflikt kommen, nie über ihre eigentliche Berufssphäre hinausgreifen, aber trotzdem großen Schaden anrichten. Es sind Führernaturen, die obenauf kommen wollen; da ihnen aber Begabung, Fleiß und Konsequenz fehlen, so greifen sie zu anderen Mitteln, die sie fördern können. Sie legen Gesinnungen an den Tag, die ihnen innerlich fremd sind, verstehen es meisterhaft, andere für sich arbeiten zu lassen und deren Fleiß für sich auszunutzen, geistreich zu tun, indem sie sich mit aufgelesenen Redensarten und Floskeln drapieren, stets vorne zu stehen, ohne daß sie hiezu berechtigt sind, sich zum Anwalt, Sprecher, Vertreter der anderen aufzuspielen, wenn sie auch niemand dazu berufen hat. Diese Hochstapelei, die oft schon bei Jugendlichen in der Schule beginnt, bedeutet darum eine schwere Schädigung der Gesellschaft, weil in nicht wenigen Berufsarten Personen in bevorzugter Stellung tätig sind, die hiezu weder die intellektuelle noch die moralische Eignung besitzen. Deshalb sollte in den Schulen, namentlich in den höheren Schulen, dem Strebertum unter den Schülern mit allen pädagogisch verfügbaren Mitteln entgegengewirkt werden.

Fassen wir nun zusammen: Als psychopathische Konstitutionen haben wir die Haltlosen, die Erregbaren, die sittlich Stumpfen, die Lügner und Hochstapler kennengelernt. Auf Vollständigkeit kann unsere Darstellung keinen Anspruch erheben. Ich verweise Sie bezüglich näherer Studien auf die Werke, die Sie im Literaturnachweis verzeichnet finden.

Zwischen den angegebenen Typen gibt es Zwischenformen; Haltlosigkeit und Erregbarkeit bedeuten z. B. oft nur Symptomenkomplexe, die Psychopathien anderer Art anhaften. Auch abnorme Pubertätsentwicklungen, wie wir sie im dritten Vortrag dargestellt haben, können sich mit Psychopathien der verschiedensten Art kombinieren. Bei der Beurteilung eines jugendlichen Psychopathen kommt es stets darauf an, welche Eigentümlichkeiten die primären, die führenden und herrschenden sind.

Wenn wir uns die große Zahl von Entartungszuständen vor Augen halten, die in der Pubertätszeit die Jugendlichen bedroht, ergibt sich von selbst die Frage, ob es denn nicht möglich sein sollte, hier helfend und rettend einzugreifen. Es ist klar, daß in erster Linie eine psychische Therapie in Betracht käme, die sich vor allem pädagogischer Mittel bedienen müßte.

Während wir in der Kindheit als wichtigste Merkmale auf der einen Seite Offensein, Naivität, Empfänglichkeit für äußere Eindrücke, auf der anderen Seite weitgehende Plastizität der Anlagen vorfinden, zeigt sich im Jugendalter eine beinahe entgegengesetzte Artung. Die Tore der Seele werden verschlossen, der Blick ist nach innen gewendet, die Empfänglichkeit für äußere, persönliche Einwirkungen ist eine Zeitlang wie aufgehoben. Aus dieser Gegenüberstellung ist unschwer zu entnehmen, daß das Zeitalter der eigentlichen Erziehungsfähigkeit die Kindheit ist und Erziehungseinflüsse, die im Jugendalter aufgeboten werden, oft keinen empfänglichen Boden mehr finden.

Nun treten die meisten Störungen, die sich in der Pubertät geltend machen, schon in der Kindheit auf. Eigentliche Psychosen und Neurosen der Pubertätszeit gibt es nicht. In der Regel werden aber die Frühformen geistiger Entartung in der Kindheit überhaupt nicht beachtet oder als unverfängliche Kinderfehler betrachtet, wie wir bereits mehrfach nachzuweisen in der Lage waren. Dem kundigen Auge enthüllen sich aber solche Kinderfehler oft in ihrer wahren Bedeutung, und damit wäre die Möglichkeit einer rechtzeitigen Behandlung gegeben. Es könnte verhütet werden, daß die Regelwidrigkeiten des Kindes in die Reifezeit verschleppt werden und hier zu pathologischer Höhe anwachsen. Wenn wir bedenken, welche Stürme auch die normale Psyche in der Pubertätszeit zu bestehen hat — *Düring* spricht in diesem Zusammenhang von einer „physiologischen Krankheit" —, so ist es klar, daß eine bereits entartete Psyche hier noch mehr destruiert wird, daß sich hier Schädlichkeiten zu Schädlichkeiten gesellen.

Leider fehlt es noch gänzlich an einer pädagogischen Diagnostik und an einer Lehre von den Fehlern des Kindes, einer pädagogischen Pathologie, die sich auf modernen Voraussetzungen aufbaut. Immerhin ist heute die Kunst psychologischen und pädagogischen Beobachtens so weit vorgeschritten, daß auch ohne besondere theoretische Anweisungen Kenner der kindlichen Seele mit einiger Sicherheit angeben können, ob die beobachteten Eigentümlichkeiten des Kindes noch als normal zu betrachten sind, oder ob sie als Symptome geistiger Abnormität bezeichnet werden müssen. Im letzteren Fall ist die normale Pädagogik nicht imstande, die notwendige Hilfe zu leisten und nicht bloß dafür zu sorgen, daß die momentan vorhandenen Symptome zum Schwinden gebracht werden, sondern daß auch eine gewisse Immunität gegen künftige Schädlichkeiten erworben wird. Das ist Sache der Heilpädagogik. Näher auf diesen Punkt einzugehen, würde zu weit führen.

Daß die Erkennung geistiger Defekte im Kindesalter — abgesehen etwa von manifesten Geistesstörungen — verhältnismäßig so selten stattfindet, hat seinen Grund zunächst darin, daß die Eltern, an die das Kind zu allererst gewiesen ist, zumeist die schlechtesten Beobachter sind. Hier spielen jene Bindungen eine Rolle, die das Kind als Stück ihres eigenen Seins erscheinen lassen. Die Konstatierung einer Abnormität beim Kinde wird von den Eltern als ein Vorwurf betrachtet, der gegen ihre eigene Wesenheit erhoben wird, und oft genug macht sich dann eine Abwehrstellung geltend, eine Ablehnung des Beurteilers, die bis zur Gegnerschaft ausarten kann. Die Gleichartigkeit der Terminologie hinsichtlich unverfänglicher Kinderfehler und beginnender Entartungserscheinungen erleichtert hier alle Verschleierungsversuche.

Man sollte nun glauben, daß die Lehrer in der Schule in der Lage sein müßten, diese Fehler zu erkennen und richtig zu werten. Aber man darf nie vergessen, daß die Lehrer in den Elementarschulen, vielfach Meister in der Didaktik, so wenig erfahren und geschult sind in der charakterologischen Erfassung und Beurteilung der Schüler, daß sie hier vor fremde, ihnen nicht geläufige Aufgaben gesetzt wären. Schulpsychologen, deren Anstellung *William Stern* angeregt hat, täten insolange dringend not, bis nicht die Ausbildung der Lehrer auch die Kenntnis der Psychopathologie des Kindesalters umfaßt.

Es gibt eine ganze Zahl geistiger Störungen im Kindesalter, die vermeidbar wären, in die aber das Kind geradezu hineinerzogen wird. Das gilt in erster Linie von der Hysterie, dann aber auch von einer großen Zahl jener das Familien- und Gemeinschaftsleben gefährdenden Störungen, die man gemeinhin als Kindernervosität bezeichnet. *Düring* nennt diese mit vollem Recht Erziehungskrankheiten. Die Heilungen, die dadurch erzielt werden können, daß man solche Kinder aus den Händen ihrer Eltern nimmt und in andere, gesunde Verhältnisse versetzt, deuten sehr prägnant auf die Krankheitsursache hin.

In der Pubertät erfolgt die erste Fixierung krankhafter Komplexe, in der Adoleszenz dann die zweite, definitive. Vergeblich wird man zur Zeit der Pubertät jene Erziehungseinflüsse geltend zu machen suchen, die in der Kindheit von Erfolg begleitet waren. Weit eher als direkte empfehlen sich hier indirekte Erziehungsmittel. Diese bestehen vor allem in der Gewährung eines möglichst reinen, unkomplizierten Milieus, wozu auch die Umgebung von Menschen gehört, die reinen Herzens und guten Willens sind. Was die Pubertätskrisen oft zu Katastrophen gestaltet, das sind verworrene Verhältnisse, in denen der Jugendliche aufwächst. In dieser Beziehung bestehen eigentlich die gleichen Schädlichkeiten in herabgekommenen, auf tiefem sittlichen Niveau stehenden Familien und solchen, die überfeinert sind, alles Moderne pflichtgemäß mitmachen und sich auch in erziehlicher Hinsicht erst dort befriedigt finden, wo Einfaches kompliziert und die Wirklichkeit durch Deutungen aller Art verfälscht wird. Es gehört zu den schlimmsten Irrwegen auf pädagogischem Gebiete, daß man vielfach alle psychischen Erscheinungen des Kindes und des Jugendlichen von einem Punkte aus zu deuten sucht, indem man von einer Formel ausgeht, die man auf jedes psychische Geschehen fast zwangsweise anwendet. Hilfskonstruktionen oder besser gesagt Verlegenheitskonstruktionen helfen dann über jene Stellen hinweg, wo eine wenn auch noch so vorgeschrittene Deutungstechnik nicht imstande ist, vorliegende Tatbestände restlos aufzuklären. Leider stehen die auf diese Weise erdeuteten Erkenntnisse mit den wirklichen Tatsachen oft in einem unlösbaren Widerspruch, und dem Erziehungszweck liegt dann nicht der wirkliche Tatbestand, sondern irgendeine Ersatzkonstruktion zugrunde, was im vorliegenden Fall zu keinem Erfolg führen kann. Viele Erzieher haben es gegenwärtig vollständig verlernt, erziehliche Angelegenheiten so zu sehen, wie sie wirklich sind. Indem sie Einfaches komplizieren, verwirren sie dort, wo sie entwirren sollen. In vielen überbildeten, überfeinerten Familien fehlt es vollständig an der Unmittelbarkeit der Erziehung, an dem naiven Geben und Nehmen, das den Kernpunkt gesunder Familienerziehung bildet. „So kommt es nur in hochzivilisierten Gesellschaften zu einem Verfall namentlich der Familienerziehung, den kulturärmere Zeitalter und Völkerschaften nicht gekannt haben, nicht kennen" (*Aloys Fischer*). Gegenwärtig ist gesunden, normalen Kindern gegenüber der erziehliche Professionalismus im ganzen keine erfreuliche Erscheinung. „Die ewig naive Schar der Erzieher, die wir Eltern nennen, wird für ihre Aufgabe weder besonders ausgelesen noch vorgebildet, ist aber auf der anderen Seite durch die Inspirationen der Liebe und Treue, der Hingabe und Geduld in der Wirksamkeit ihrer Arbeit allem kunstgerechten pädagogischen Professionalistentum überlegen" (*A. Fischer*).

Wiederholt ist die Frage aufgeworfen worden, ob nicht zur Pubertätszeit die Belastung der Schüler mit geistiger Arbeit aufs äußerste reduziert werden sollte. Man geht hiebei von der Voraussetzung aus, daß die seelische Umschichtung in der Pubertät, die Neustruktuierung der Psyche, eine solche Summe geistiger Energie in Anspruch nimmt, daß für äußere, pflichtgemäße Arbeit nur wenig geistige Spannkraft zur Verfügung steht. Sicherlich ist die Forderung berechtigt, daß der Pubertierende vor jeder Überbürdung bewahrt werden müsse. Das Maß der zuträglichen Arbeit könnte eigentlich nur individualisierend bemessen werden. Nie sollte man aber vergessen, daß die Erfüllung pflichtgemäßer Arbeit eines der vornehmsten Mittel ist, Ordnung und Regelmäßigkeit in jenes Chaos zu bringen, das zur Pubertätszeit besteht, und daß die äußere Ordnung Vorbild und Anleitung zur Ordnung innerer Verhältnisse werden kann. In einer Zeit, in der Regellosigkeit die Regel ist, sind ordnende Prinzipien dringend vonnöten und diese ergibt, wie kein anderes Mittel, die pflichtgemäße Arbeit.

Eine besondere Berücksichtigung erfordert die Eigenart schizophrener Jugendlicher. Hier kommt der pädagogischen Behandlung eine Bedeutung zu, die man erst jetzt, da man in die psychischen Verhältnisse Schizophrener Einsicht gewinnt, zu ermessen beginnt. In erster Linie wissen wir, daß bei den schizophrenen Zuständen die Erziehung durch selbst schizoide Eltern zweifellos der durch Anlage erworbenen Krankheit durch Umgang und Beispiel fortgesetzt neue Impulse in gleicher Richtung zuführt. Deshalb wäre in diesen Fällen Milieuänderung von außerordentlicher Bedeutung. Wir wissen ferner, daß bei schizophrenen Jugendlichen der größte Wert darauf gelegt werden muß, daß sie nicht seelisch völlig vereinsamen und erstarren. Wir sehen, daß bei diesen abnorm Pubertierenden ein unheilvoller Zusammenbruch oft dann erfolgt, wenn sie wegen irgendwelcher Zwischenfälle aus der Schule genommen werden müssen, daß aber, wenn sie in der Schule verbleiben können, doch manchmal sehr bemerkenswerte Besserungen eintreten, die sich allerdings meist in der Richtung der Lernfähigkeit bewegen. Man sollte bei lernfähigen Schizophrenen an die Geduld der Lehrer und Mitschüler appellieren, ihnen klarmachen, was auf dem Spiele steht, und dahin wirken, daß derartige Schizophrene — wenn irgend möglich — in der Schule behalten werden. Es gibt im Leben jugendlicher Schizophrenen etwas, was ich in Anlehnung an die Mechanik als toten Punkt bezeichnen möchte. Ist dieser überwunden, dann geht es oft wieder vorwärts. Die Schule hat es hier manchmal in der Hand, ein Menschenleben nicht in die Nacht des Wahnsinns versinken zu lassen, sondern zu einer wenn auch beschränkten Brauchbarkeit aufzurichten.

Im Gegensatz zu dieser Gruppe Schizophrener, die nur durch den Zusammenhang mit der Schule am geistigen Leben erhalten werden können, gibt es Schizoide, die an der Schule schwer leiden, mit der ihnen eigenen Pedanterie ihre Aufgaben gewissenhaft erfüllen, sich aber dabei allmählich aufreiben. Diese Schizoiden gehören möglichst bald in einen freien Beruf, für sie sind Gärtnerei und Landwirtschaft zu empfehlen, die sich oft auch therapeutisch gut bewähren. Bedenken wir, daß Schizophrene gegenwärtig den größten Teil der Irren-, Blöden- und Versorgungshäuser füllen, so wird jeder Versuch, deren Zahl zu verringern und sie zu einer wenn auch noch so bescheidenen Erwerbsbeschäftigung zu bringen, vom ärztlichen, pädagogischen und vom wirtschaftlichen Standpunkt aus unbedingt gebilligt werden müssen.

Fünfter Vortrag

Verwahrlosung und Kriminalität der Jugendlichen — Psychopathenfürsorge

Der Begriff der Verwahrlosung ist nur schwer zu definieren. Trotzdem verbinden wir mit diesem Begriff bestimmte Vorstellungen, nämlich die von Individuen, die abseits stehen von der Kultur der Gegenwart, die in ihren Lebensformen und Lebensgewohnheiten zurückgesunken sind auf längst überwundene Stufen der Vorzeit. Es sind zum Teile asoziale, zum Teil antisoziale Elemente. Von der Verwahrlosung zum Verbrechen ist ein nur kleiner Schritt.

Die Verwahrlosung ist aber auch als eine Krankheit des sozialen Körpers zu beurteilen. Wenn das feste Gefüge des Staates sich lockert oder zusammenbricht, nimmt die Verwahrlosung in ungeheurem Maße zu, was wir in der Kriegszeit, noch mehr aber in der Nachkriegszeit miterlebt haben. In Rußland, wo auch in Friedenszeiten der Index der Verwahrlosung ein sehr hoher war, rotteten sich Rudel von arg verwahrlosten Kindern und Jugendlichen („Niemandes Kinder") zusammen und ergossen sich raubend und plündernd über Städte und Dörfer.

Die Verwahrlosung ist der große Sumpf, aus dem Laster, Krankheiten und Verbrechen aufsteigen. Gelänge es, die Verwahrlosung zu beseitigen, so würde der Allgemeinheit nicht bloß eine große Zahl produktiver Kräfte zugeführt werden, es würden auch Unsummen erspart werden können, die heute für die Überwachung, Bewahrung und strafrechtliche Behandlung derartiger Existenzen ausgegeben werden müssen. Eine Fürsorgetätigkeit in dieser Richtung ist aber nicht möglich ohne klaren Einblick in das Wesen und die Erscheinungsformen der Verwahrlosung. Wohl ist die Literatur über Verwahrlosung ins Ungemessene angewachsen. Aber erst in den letzten Jahrzehnten setzte die exakte wissenschaftliche Erforschung dieses Gegenstandes ein. Die Ursachen der Verwahrlosung Jugendlicher wurden früher nicht an Tatsachen, sondern nur insoweit aufgezeigt, als sie sich dem Nachdenken des einzelnen als möglich oder wahrscheinlich ergaben (*Gruhle*). Persönliche Berührung mit den Untersuchten fand bei derlei Untersuchungen in der Regel nicht statt, auch eine eingehende Berücksichtigung des Aktenmaterials gehörte zu den Seltenheiten. Daneben lag eine Statistik vor, die auf Massenuntersuchungen hinauslief und wissenschaftlich kaum eine Ausbeute ergeben konnte, da die Fragestellungen den herkömmlichen Anschauungen über Verwahrlosung entsprachen, also dort aufhörten, wo die eigentlichen Probleme der Verwahrlosung beginnen. Hier schufen nun *Siefert*, besonders aber *Gruhle*, *Gregor* und *Voigtländer* Wandel. *Siefert*s Untersuchungen erstreckten sich noch auf 1057 Personen; *Gruhle* beschränkte die Zahl der Untersuchten auf 105; *Gregor* hatte 100 männliche, *Voigtländer* 100 weibliche Fürsorgezöglinge untersucht. Diese zahlenmäßige Beschränkung des Materials ermöglichte die Untersuchung bis ins einzelne. Wir finden in den beiden letzterwähnten Werken vorzüglich eingehende Studien über einzelne Fälle von Verwahrlosung, die uns tiefe Einblicke in die Eigenart der Verwahrlosten und in die Ursachen ihrer sozialen Entartung gewähren. Besonders *Gregor*s und *Voigtländer*s Werk, sechs Jahre später erschienen als die Arbeiten von *Siefert* und *Gruhle*, zeichnet sich durch Übersichtlichkeit und die Geltendmachung psychologischer Gesichtspunkte aus. Es bildet den Ausgangspunkt der modernen Richtung in der Erforschung der Verwahrlosung.

Man unterscheidet eine körperliche und eine geistige Verwahrlosung. In der Regel sind beide aufs engste verbunden. Aber es kommen Fälle vor, in denen doch nur eine Seite besonders hervorsticht. Bei Schizoiden ereignet es sich nicht selten, daß die geistige Entwicklung allseits befriedigend fortschreitet, während das Körperliche arg vernachlässigt wird. Ansätze hiezu zeigen auch viele normale Pubertierende, die bisweilen an das Waschen, das Zähneputzen, das Kämmen vergessen. Der Struwwelpetertypus ist bei solchen Jugendlichen nicht selten anzutreffen. Im Gegensatz dazu gibt es Mädchen, die sich in Körperpflege nicht genug tun können und dabei seelisch aufs ärgste verwahrlosen (Kokottentypus). In der Pubertät kommt es nicht selten vor, daß Verwahrlosung mit äußerster Mißachtung der Körperpflege beginnt und dann auf das geistige Gebiet übergreift. Dies gilt namentlich für Schizophrene und für die von *Meggendorfer* beschriebene Parathymie, bei der es sich nach *Meggendorfers* Ansicht um eine eigenartige Form der Schizophrenie handeln dürfte.

An dieser Stelle sei auch auf zwei Störungen hingewiesen, die sich bei der körperlichen Verwahrlosung aufs unangenehmste geltend machen, auf das Einnässen und das Einschmutzen.

Das Einnässen, das gewöhnlich auf die Nachtzeit beschränkt ist und sich zumeist als Bettnässen geltend macht, finden wir bei Verwahrlosten sehr häufig vor. Das Übel kann sehr verschiedene Ursachen haben. Man neigt heute der Meinung zu, daß hier zumeist psychogene Störungen vorliegen, und die Erfolge, die man vielfach mit Suggestivbehandlung erzielt hat, sprechen für diese Annahme. In sehr vielen Fällen handelt es sich aber um eine Teilerscheinung dessen, was ich als Kachexie des Elends bezeichnen möchte. Die Heilung erfolgt dann ganz einfach durch eine Besserung der Lebensverhältnisse, worauf die bei sorgsamer Körperpflege, guter Ernährung und liebevoller Behandlung erzielten Resultate im Bettnässerheim zu Gmünd (Niederösterreich), um dessen Gründung sich der Wiener Amtsarzt *Hutter* große Verdienste erworben hat, hinweisen.

Eine Störung schwerwiegendster Art ist das Einschmutzen, das häufig mit Kotschmieren verbunden ist. Die Neigung der Verwahrlosten für Schmutz und Unsauberkeit ist bekannt; sie erreicht im Entleeren der Faeces in die Kleider oder ins Bett und in dem ekelerregenden Kotspielen Höhepunkte, die nicht mehr zu überbieten sind. Dieses Übel betrifft aber keineswegs nur Schwachsinnige, bei denen herabgeminderte Organgefühle als Ursache in Betracht kommen können, sondern auch Individuen, die intellektuell kaum von der Norm abweichen. *Stier*, *Rehm* und andere erbringen hiefür einige sehr lehrreiche Beispiele. Es scheint, daß solchen Fällen bisweilen Schädigungsabsichten zugrunde liegen, das Bedürfnis, der Umgebung höchst Unangenehmes zuzufügen, so ganz deutlich bei einem jugendlichen Psychopathen aus gutem Hause, der sich gelegentlich der gemeinsamen Mahlzeiten verunreinigte.

Viel schwieriger sind die Fragen, die sich hinsichtlich der geistigen Verwahrlosung ergeben. Hier sind zu berücksichtigen das Milieu, in dem sich der Jugendliche befindet, und die Ansprüche, die an ihn normalerweise gestellt werden. Es ist unmittelbar klar, daß in einer Gesellschaftsschicht primitiver Menschen ein Verhalten noch als entsprechend gelten kann, das anderen Personen, die höhere Ansprüche stellen, einen höheren Grad der Bildung und Gesittung repräsentieren, anstößig und niedrig erscheint. „Der Begriff des Unsozialen ist von den ständig wechselnden Kulturformen abhängig“ (*Hoffmann*). Das Übertreten von Vorschriften und Regeln bedeutet in der Pubertätszeit an und für sich noch nicht Verwahrlosung. Auch bei normal Pubertierenden finden wir diese Mißachtung von Vorschriften, auch solcher, die nicht im mindesten in ihr Leben eingreifen und ihnen daher unangenehm sein könnten. Das Gehen auf verbotenen Wegen, das untersagte Betreten von Rasenflächen, das Baden an nicht erlaubter Stelle hat für den Jugendlichen besonderen Reiz. Vieles spielt sich als Ulk ab, was im Grunde genommen Autoritätslosigkeit und Selbstüberhebung ist, vielleicht völlige Gleichgültigkeit der Gesellschaftsordnung gegenüber, vielleicht sogar trotzige Auflehnung. „Ich tue es, weil es verboten ist!" Hier ist die Stelle, an der sich Jugendtorheiten, die wir alle gerne zu entschuldigen bereit sind, mit der Verwahrlosung nahe berühren.

Viele Fälle von Verwahrlosung weisen schon auf die Kindheit zurück, in der jedoch eine ausgesprochene Antisozialität noch nicht in Erscheinung zu treten braucht. Die Kinder sind schwierig, gehorchen nicht, haben eine Menge von Unarten, aber sie fügen sich doch schlecht und recht in den Familienkreis ein. Dies ändert sich mit Beginn der Pubertät. Eine Bindung nach der andern geht verloren, die Autorität der Erzieher versagt vollends, und schließlich rückt der Jugendliche unaufhaltsam in die Armee der Menschen ein, deren Leben sich abseits von Recht und Sitte bewegt.

In der Pubertät ist die Richtung der Verwahrlosung oft noch nicht deutlich ausgesprochen, die Symptome wechseln, immer neue Erscheinungen der Antisozialität kommen zum Vorschein. Mit dem Ende der Pubertät erstarrt dann die eine oder die andere Verwahrlosungsform. Es ergeben sich dann ausgesprochene Verwahrlosungstypen, von denen der ausgeprägteste der des Vagabunden ist. Hier ist ein Trieb, der zur Reifezeit auch unter normalen Verhältnissen zum Vorschein kommt, krankhaft verändert und zu einer Lebensform geworden, die weit ab von allen normalen Beziehungen sozialer Art führt.

Eine große Zahl anderer Verwahrlosungsformen zeigt nahe Verwandtschaft zu den Verlaufsrichtungen abnormer Pubertät und zu den psychopathischen Konstitutionen. Aber die Symptome, die wir früher kennengelernt haben, sind doch nicht völlig identisch, wenn wir etwa von den Schwindlern und Hochstaplern absehen, die ihre Eigenart nicht anders als in ausgesprochen antisozialem Sinne abreagieren können. Es tritt bei der Verwahrlosung die endgültige Loslösung von der Gesellschaft hinzu, das völlige Abseitsstehen, die allem Normalen gegenüber gänzlich veränderte Seelenstruktur. Schließlich trennt ein Abgrund, der nicht zu überbrücken ist, Normale und Verwahrloste. Sie sprechen seelisch eine andere Sprache, sie verstehen einander nicht, und bei völlig entwickelter Verwahrlosung sind die Versuche zwecklos, den Verwahrlosten in die Welt der Normalen hinüberzuführen. Ist der Verwahrloste gezwungen, Beziehungen zur Welt der Normalen herzustellen, so tritt er sogleich in eine Abwehrstellung. Es fehlt dem total Verwahrlosten völlig die Möglichkeit, sich in den Gedankengang eines normalen Menschen hineinzufinden, er vermag sich hier weder verstandes- noch gefühlsmäßig einzustellen, auch dann nicht, wenn er subjektiv über die erforderlichen Eigenschaften verfügte.

An dieser Stelle ist die Frage berechtigt, welche Umstände denn Individuen, die wir nicht als krank und kaum als psychopathisch bezeichnen können, in die Verwahrlosung hineintreiben? Wieso es kommt, daß Menschen, die eine sichere Existenz im Familienkreis, ohne Sorgen und Aufregungen führen könnten, die nach ihren Anlagen und Fähigkeiten sogar berufen wären, im Leben eine angesehene Stellung auszufüllen, trotzdem unter Umständen verwahrlosen und dem größten Elend anheimfallen? Wir haben es in diesen Fällen nicht immer mit Triebmenschen zu tun, die infolge ihrer unglückseligen Veranlagung Schiffbruch erleiden. Unter den Verwahrlosten treffen wir auch Menschen mit starkem Willen an, der sich aber stets nur in abwegiger Richtung geltend macht. Es gibt zweifellos bestimmte Komplexe, seelische Alterationen, die sich dauernd als treibende Kräfte etablieren und den Menschen dem Abgrund zuführen. Wir stehen hier vor einer Frage, die nur auf dem Wege genauester psychologischer Analyse gelöst werden kann. Zu allen Entartungserscheinungen, die zur Verwahrlosung disponieren, muß noch ein seelischer Faktor hinzutreten, der die Verwahrlosung endgültig fixiert. Ist dies geschehen, dann sind alle Versuche einer Nacherziehung vergeblich. Wir haben es dann mit jenen Unverbesserlichen zu tun, die alle pädagogischen und ärztlichen Künste zuschanden machen.

Bei weiblichen Verwahrlosten ist dieses Verwahrlosungsferment offenbar s e x u e l l e r N a t u r. *Lazar* spricht hier mit Recht von einer Sexualdepravation. Männliche und weibliche Jugendliche sind hinsichtlich der Stellung, die das Sexuelle in ihrem Seelenleben einnimmt, ganz verschieden zu beurteilen. Dies gilt schon von der Onanie, die bei weiblichen Jugendlichen unverhältnismäßig mehr Schaden stiftet als bei männlichen. Die sexuellen Konstitutionen, über welche wir an anderer Stelle (*54*) berichteten, führen in der Regel bei männlichen Jugendlichen auch in extremen Fällen nicht zur Verwahrlosung. Hingegen ist die Mädchenverwahrlosung fast ausschließlich sexueller Natur. „Fast bei allen verwahrlosten Mädchen läßt sich ein sehr früher wahlloser, ungeregelter Geschlechtsverkehr nachweisen, der sich oft — auch bei den Vierzehn- und Fünfzehnjährigen — schon in den Formen der Gewerbsunzucht abspielt. Charakteristisch für die sexuelle Verwahrlosung ist das Fehlen jeder persönlichen Liebesbeziehung, jeder inneren Bindung an den Mann." „Der sexuelle Verkehr bedeutet für die meisten

Mädchen nichts." „Bei Mädchen, deren seelische Entwicklung von einem Liebeserlebnis erotischer Natur ausschlaggebend beherrscht ist, habe ich in meinen Erfahrungen eine echte Verwahrlosung niemals feststellen können" (*Bertha Paulsen*). Auch *Gregor* und *Voigtländer* stellen die fast völlige Abwesenheit von persönlichen Liebesbeziehungen fest. „Nach einer ‚Gretchentragödie', einer Liebe, einer Leidenschaft, die ein unschuldiges Mädchen dem rücksichtslosen Verführer entgegenbringt, wird man vergebens suchen."

Das Sexuelle, das zur Verwahrlosung führt, ist also eigenartiger Natur. Es bedeutet in gewissem Sinne den Mißbrauch eines Triebes, da dieser nicht zu voller Befriedigung führt. Ein Polizeiarzt berichtete mir, daß viele eingeschriebene Mädchen neben dem erwerbsmäßigen Sexualverkehr noch der Onanie ergeben sind.

Wenn wir nunmehr den abnormen Geisteszuständen, die Verwahrlosung zur Folge haben können, nachgehen, so treffen wir hier zunächst die leichtesten Formen des Schwachsinns, die Debilität, an. Die Ursache wird uns klar, wenn wir bedenken, daß die Debilität den Jugendlichen in der Regel in einen Gegensatz zu seiner vollwertigen Umgebung bringt. Er kommt nicht mit, es bemächtigt sich seiner oft ziemlich plötzlich und unvermittelt das Minderwertigkeitsgefühl, das sich leicht zum Gefühl der Beeinträchtigung umsetzt und zur Auflehnung gegen die Umgebung führt, insbesondere wenn diese in Verkennung der wahren Ursachen des Versagens eine übertrieben strenge Behandlung anwendet und dem Jugendlichen das, was durch seinen Defekt bedingt ist, gleichsam schuldhaft anrechnet. Mißgunst, Haß sind Affekte, die der seelischen Entwicklung des Jugendlichen eine völlig verkehrte Richtung geben und ihn in eine feindselige Einstellung gegen die Umgebung treiben; Antisozialität und Verwahrlosung werden hiedurch ausgelöst.

In manchen Fällen hinterläßt der gerade zu Beginn der Pubertät infolge mangelnder Fähigkeiten erfolgte Zusammenbruch in der Schule eine Gefühlsrichtung, die keineswegs pathologisch ist, sondern menschlich begreiflich erscheint. Der junge Mensch aus gutem Hause sieht sich in seinen Zukunftshoffnungen betrogen, gesellschaftlich disqualifiziert, insbesondere, wenn die Schule, die er nunmehr besuchen muß, tiefer rangiert als jene, die er verlassen mußte. Gekränktes Selbstbewußtsein, enttäuschter Ehrgeiz führen zu einer Art passiven Widerstandes gegen die neuen, unerwünschten Verhältnisse. Widerwillen gegen die Schule hat ungenügenden Fleiß, disziplinäre Verfehlungen zur Folge, ein sittlicher Niedergang setzt ein, der manchmal zur Verwahrlosung führt. Dasselbe gilt von der Wahl eines Berufes, der dem Jugendlichen in keiner Weise entspricht.

Hinsichtlich der psychopathischen Konstitutionen ergeben sich zwischen männlichen und weiblichen Verwahrlosten interessante Differenzen. Bei den ersteren stehen die Haltlosen stark voran, während bei den Weiblichen die phantastischen Naturen, die Lügnerinnen, am meisten beteiligt sind (*Gregor* und *Voigtländer*, *Runge*). Bei diesen phantastischen Naturen spielt die Vergnügungssucht eine wichtige Rolle. Was sie sich phantastisch ausgemalt, möchten sie auch erleben. Die Möglichkeit, sich geschlechtlich hinzugeben, verschafft ihnen direkt oder indirekt die erforderlichen Mittel hiezu.

Unter den weiblichen Verwahrlosten gibt es eine kleine Gruppe, die *Bertha Paulsen* als „Aufstiegtypus" bezeichnet. „Es sind dies ganz besonders intelligente, auch willensstarke Menschen, die im Kampf um ihren sozialen Aufstieg gescheitert sind."

Bei der Besprechung der Verwahrlosung ist es zweckmäßig, jene Komplexe aus dem Seelenleben der Jugendlichen hervorzuheben, die für die Entstehung der Verwahrlosung am meisten in Betracht kommen, nämlich die moralische Wertigkeit und Artung (*Gregor* und *Voigtländer*), wobei bemerkt werden muß, daß hier eigentlich die sittlichen Qualitäten gemeint sind, da der Begriff der Moral in verschiedenen Zeiten, bei verschiedenen Ständen und auf verschiedenen Kulturstufen starken Wandlungen unterworfen ist. *Gregor* und *Voigtländer* unterscheiden verschiedene Stufen, und zwar moralische Intaktheit, moralische Schwäche, moralische Minderwertigkeit, asoziale Neigungen, moralische Indifferenz. Die letztere hat zur Folge, daß Erlebnisse schwerwiegender Art, die tief ins Leben eingreifen, oft auch von üblen Folgen für das Indiviuum begleitet sind, so gut wie keinen Eindruck machen, nicht abschrecken, nicht vor Rückfall bewahren. Auf moralischer Indifferenz beruht auch die geringe Wirkung der Strafe.

Diese Einteilung in moralisch Intakte, moralisch Schwache, moralisch Minderwertige, asozial Geartete und moralisch Indifferente ist im allgemeinen für Erziehungszwecke sehr verwendbar. Denn es kommt hier nicht so sehr auf das intellektuelle Niveau an als auf die Möglichkeit gemütlicher Erregbarkeit oder auf den Grad emotionaler Reizsamkeit. Wir sehen bei Verwahrlosten immer wieder, daß verstandesmäßige Reflexionen nicht hinreichen, um die Verwahrlosung niederzukämpfen, sondern daß es vor allem gefühlsmäßige Bindungen sind, die hier kompensatorisch, ausgleichend wirken. Auf diese Beziehungen werden wir später noch zurückkommen.

Eine der wichtigsten und schwierigsten Fragen, die in diesem Zusammenhange zu behandeln sind, betrifft den Einfluß von Umwelt und krankhafter Veranlagung auf die Entstehung der Verwahrlosung.

Die älteren Anschauungen gingen dahin, daß Verwahrlosung lediglich ein Produkt pflegerischer und erzieherischer Vernachlässigung der Kinder sei. Man kannte also nur die Verwahrlosung aus äußeren Gründen (exogene Verwahrlosung) und wurde den inneren Gründen, die sich aus der krankhaften Verfassung der Verwahrlosten selbst ergeben und zur Verwahrlosung führen (endogene Verwahrlosung), nicht gerecht. Allerdings spricht gegen die Annahme, daß Kinder und Jugendliche in einem schlechten Milieu verwahrlosen müssen, die Tatsache, daß es Kinder und Jugendliche gibt, die aus dem denkbar schlechtesten Milieu rein hervorgehen. So schildert *Siefert* zwanzig Sprößlinge von Kupplern, Dirnen, Dieben, die unverdorben blieben. *Siefert* spricht in diesem Zusammenhang von psychischer Immunität.

Wir erleben immer wieder, daß auch ein schlechtes Milieu zum Teil ausgeglichen werden kann durch erziehliche Einflüsse, insbesondere wenn diese von den Eltern ausgehen. Es gibt Familien, in denen Not und Elend herrschen, die Kinder frieren und hungern, aber trotzdem niemals in irgendwelcher Hinsicht von sittlichen Normen abweichen. Anderseits treffen wir Familien an, in denen sich schlechte äußere Verhältnisse vor allem in erziehlicher Vernachlässigung der Kinder auswirken, die zur Verwahrlosung führt. Sehen wir von den Fällen ab, in denen sich Kinder gegen alle Verwahrlosungseinflüsse immun erweisen, so kann hinsichtlich der überwiegenden Mehrzahl von Kindern und Jugendlichen behauptet werden, daß sie der Verwahrlosung entgegengehen, wenn ihnen nicht gehörige Erziehung und Aufsicht zuteil wird.

Reicher spricht mit Recht von einem Mindestmaß an Erziehung, dessen Kinder teilhaftig werden müssen, und das Reichsgesetz für Jugendwohlfahrt beginnt mit dem Satze: „Jedes deutsche Kind hat das Recht auf Erziehung zu leiblicher, seelischer und gesellschaftlicher Tüchtigkeit." Allerdings läßt sich Erziehung nur unter gewissen Voraussetzungen derart ausführen, daß den Bedürfnissen der Kinder und Jugendlichen entsprochen wird. Die Eltern müssen den Willen zur Erziehung ihrer Kinder, die erziehliche Eignung und die nötige Zeit zur Ausübung der

Erziehung besitzen. Alle diese Rücksichten stehen aber zurück gegen die ungeheure, leider noch bei weitem nicht immer richtig ermessene Bedeutung des Beispiels. Schon lange bevor die verbale Erziehung beginnen kann, macht sich das Beispiel der Eltern erziehlich geltend, und in dieser Hinsicht kann eigentlich eine Altersgrenze nach unten gar nicht gezogen werden. Der Anblick roher, unsittlicher Handlungen wirkt auf die Seele schon ganz junger Kinder verderblich ein. Denn hier werden diese stark affektbetonten Eindrücke zu Triebregungen, namentlich dann, wenn verwandte Anlagen in der Seele des Kindes vorhanden sind. Wenn nun das Triebleben schon frühzeitig in abwegiger Richtung erstarkt, so sind die später entstehenden sittlichen Abwehrkräfte oft nicht mehr imstande, den übermächtigen Triebregungen das Gleichgewicht zu halten. Jene Einstellungen, die wir früher als moralische Schwäche und als moralische Minderwertigkeit bezeichnet haben, sind dann nichts anderes als frühinfantile Triebregungen, die infolge ihrer Mächtigkeit teilweise oder ganz unkompensiert bleiben. Die Lebensführung der Eltern ist in diesem Sinne richtunggebend für die weitere sittliche Entwicklung der Kinder, und kein anderer erziehlicher Einfluß kommt diesem gleich. Kinder, welche fortgesetzt Zeugen von Roheitsexzessen und groben Unsittlichkeiten sind, die gemeinsten Schimpfreden hören, selbst oft ohne Grund mißhandelt werden, müssen der großen Mehrzahl nach verwahrlosen. Am schlimmsten sieht es in den Familien von Alkoholikern aus. Hier fehlt es oft an Brot und Milch, aber die Fuselflasche wird nicht leer. Viele Verwahrloste sind schon von Kindheit an dem Alkoholgenuß ergeben.

Sehr wichtig sind in Hinblick auf die Verwahrlosung auch die sexuellen Erlebnisse des Kindes. *Moses* hat erst kürzlich darauf hingewiesen, daß Mädchen, die unsittlichen Attentaten schon in ihrer Kindheit zum Opfer gefallen sind, sehr oft verwahrlosen. Bei Kindern, die Zeugen des Geschlechtsverkehrs ihrer Eltern waren, entwickelt sich bisweilen eine verderbliche sexuelle Neugierde, es entsteht nicht selten eine sexuelle Zudringlichkeit den eigenen Angehörigen gegenüber, und der von *Freud* und seinen Schülern so hoch gewertete Oedipuskomplex erfährt hier seine natürliche, alles Geheimnisvollen und Symbolischen entkleidete Erklärung. Ganz besonders bei Jugendlichen sind solche Vorfälle oft die Ursache schwerster Erschütterung der elterlichen Autorität. Es kommt aus solchem Anlaß auch zu Haßeinstellungen und schweren Elternkonflikten, deren Ursache der Jugendliche verschweigt. Das Sexuelle, das dem Jugendlichen selbst widerwärtig ist und ihn mit Ekel erfüllt, vor dem er sich wie vor etwas Unreinem scheut, erscheint dann in den Eltern gleichsam personifiziert. Bei Jugendlichen, die sich über derlei Beziehungen Gedanken machen, genügen oft scheinbar nebensächliche Momente, um die Eltern gleichsam sexuell zu brandmarken. Ich selbst habe aus den Äußerungen eines Jugendlichen entnommen, daß ihm der Gedanke, daß die Eltern beisammen schliefen, sich ungescheut voreinander entkleideten, geradezu unerträglich war.

Schlechte Wohnungsverhältnisse sind sicherlich auch in sexueller Hinsicht eine wichtige Ursache jugendlicher Verwahrlosung. Für den Jugendlichen, der zur Vereinsamung neigt, ist aber auch die Nötigung, fortgesetzt mit anderen beisammen zu sein, immer auf andere Rücksicht nehmen zu müssen, oft eine Quelle arger Beeinträchtigungsgefühle. Wir kennen aus den Darstellungen von *Ch. Bühler* und anderen das innige Bedürfnis vieler Jugendlichen nach einem eigenen Raum, einem eigenen Zimmer. Setzt man dem den Aufenthalt in einem Massenquartier entgegen, wie es vielfach auch in bürgerlichen Kreisen die heutigen Kleinwohnungen darstellen, so versteht man, weshalb Wohnungsverhältnisse in das Leben der Jugendlichen so tief eingreifen können.

Schlechte Wohnungsverhältnisse veranlassen viele Jugendliche zum Herumstreifen in den Straßen, wo oft ein Zusammentreffen mit verschiedenen problematischen Existenzen, Bettlern, Vagabunden, Prostituierten unvermeidlich ist. Auch erwacht hier nicht selten der für Jugendliche verhängnisvolle Wandertrieb.

Es gibt ganz zweifellos Familien, in denen Kinder in die Verwahrlosung geradezu hineinerzogen werden. Hier handelt es sich nicht bloß um Kinder selbst verwahrloster Eltern (Zigeuner, Karner, Verbrecherfamilien). In der Inflationszeit, in der Familien aus den untersten Schichten plötzlich in die Höhe kamen und sich mit dem größten Luxus umgaben, hat man oft erlebt, wie deren Kinder, die nur Schlechtes vor sich sahen, zu Lüge, Hochmut und rücksichtsloser Geldverschwendung geradezu angehalten wurden. Die Erfolge waren denn auch schwerste Verwahrlosungsfälle, die sich gerade in diesen Kreisen zugetragen hatten.

Außerordentlich groß ist die Zahl der Verwahrlosten, die aus brüchigen Ehen hervorgehen. Wir sehen sehr oft, daß Kinder aus Ehen Geschiedener der Verwahrlosung anheimfallen, eine Tatsache, die sich daraus erklärt, daß der Jugendliche nicht bloß in die Ursache der Ehetrennung Einblick gewinnt, auch wenn ihm direkt darüber keine Angaben gemacht wurden, sondern daß auch in der Regel der Elternteil, bei dem sich das Kind aufhält, mit mißliebigen Äußerungen über den anderen nicht zurückhält. Das weitere besorgen Verwandte und der in solchen Familien nicht seltene Klatsch.

Sehr groß ist die Beteiligung der Unehelichen an Verwahrlosung und Kriminalität. *Gruhle* hat berechnet, daß dreibis fünfmal so viel Uneheliche verwahrlosen, als dies ihrem Prozentsatz unter den männlichen Jugendlichen entsprechen würde. Er führt dies auf die ungünstigen Umweltverhältnisse zurück, unter denen die Unehelichen aufwachsen. Auch in der Berufsausbildung sind die Unehelichen, wie *Többen* nachweist, oft aufs schwerste benachteiligt, wodurch sie besonders leicht der Verwahrlosung verfallen.

Die mütterliche soziale Entgleisung wirkt besonders unheilvoll; nach *Runge* ist sie doppelt so oft die Ursache der Verwahrlosung als die väterliche soziale Entgleisung.

Den Milieuwirkungen hinzuzuzählen sind noch die Einflüsse des Kinos, unpassende Schaustellungen überhaupt und schlechte Lektüre. Auf diese wichtigen Dinge hier näher einzugehen, ist nicht möglich. Welche Gefahren das Kino herbeiführt, erfahren wir immer wieder aus krassen Kriminalfällen.

Gregor gibt eine Zusammenstellung der äußeren Ursachen der Verwahrlosung, die er bei Fürsorgezöglingen angetroffen hat, und unterscheidet hiebei sechs Momente: 1. Ungünstige häusliche Verhältnisse; 2. Mängel elterlicher Erziehung; 3. Mangel an Aufsicht; 4. geringes Verständnis für die spezifische Natur der Kinder, wobei in der Regel die Mädchen den Knaben gegenüber zurückstehen; 5. Abweichung von einer höheren Moral, die bei niederen Ständen zu beobachten ist; 6. sexuelle Beziehungen zwischen Eltern und Kindern, oft ausgesprochen, oft nur in der Weise, daß die Beziehungen des Vaters zur Tochter eine sexuelle Note tragen und hart an der Grenze des Erlaubten stehen.

Man sollte glauben, daß sich hinsichtlich der Verwahrlosung tiefgreifende Unterschiede zwischen Stadt und Land ergeben. Denn ein großer Teil der Versuchungen, die in großen Städten an Jugendliche herantreten, besteht für den Jugendlichen auf dem Lande nicht. Trotzdem sind auch auf dem Lande Fälle von Verwahrlosung relativ sehr häufig. Hinsichtlich der Unterschiede der Verwahrlosung in Städten und auf dem Lande hebt *Gruhle* folgendes hervor: „Die Verwahrlosung scheint bei den Stadtkindern etwas früher offenbar zu werden, und ihre ersten Zeichen scheinen in der Stadt weit häufiger Herumtreiben und Schulschwänzen zu sein. Im Stehlen als erstem Verwahrlosungszeichen sind die Dorfjungen wohl den Stadtjungen ein wenig über, in Sittlichkeitsverbrechen sind sie anfangs und immer erheblich voraus. Auch scheinen die verwahrlosten Landkinder mehr zu schweren Straftaten und öfter zu Roheitsakten zu neigen." Besonders arg scheint die Verwahrlosung von Hütejungen auf dem Lande zu sein, bezüglich deren erschreckende Roheitsakte und auch arge Sittlichkeitsverbrechen, z. B. geschlechtlicher Verkehr mit Tieren, gemeldet werden.

In neuerer Zeit macht sich im Gegensatz zu der früheren Auffassung, die nur Milieufälle gelten ließ, die Tendenz bemerkbar, die Bedeutung des Milieus einigermaßen zu unterschätzen. *Kramer* stellt hier die Frage: „Ist die Bedeutung der Anlage so stark, daß sie den Menschen in eindeutiger Weise zu einem asozialen Verhalten prädestiniert, oder können hier Milieuverhältnisse in praktisch bedeutsamer Weise in günstigem oder ungünstigem Sinne einwirken?" Er macht besonders darauf aufmerksam, daß man oft von einer asozialen, einer verbrecherischen Anlage spricht und dabei nicht berücksichtigt, daß es sich bei diesen Ausdrücken nur mehr um Verhaltungsweisen der Umwelt gegenüber handelt, nicht um psychische Grundphänomene. Er kommt zu dem Schluß, daß neben der abnormen Anlage auch dem Milieu eine große Bedeutung in der Entstehung jugendlicher Verwahrlosung zuzusprechen ist. „Je abnormer die Anlage ist, um so geringfügigere Milieuschäden werden genügen, um das abnorme Verhalten hervorzurufen." *Gruhle*, *Lückerath* und andere erkennen gleichfalls die Bedeutung des Milieus, die neben der Anlage sehr wesentlich in Betracht kommt.

Nun ist allerdings die Tatsache unleugbar, daß es Fälle gibt, in denen in einem anscheinend tadellosen Milieu bei einzelnen Kindern und Jugendlichen arge Verwahrlosung zum Vorschein kommt, während etwa andere Kinder der gleichen Familie prächtig gedeihen und zu keiner Klage Anlaß geben. Aber wir sind oft nicht in der Lage, in das Milieu derartige Einblicke zu tun, daß wir die in den betreffenden Familien wirksamen Einflüsse genau kennenlernen. Man muß sich sehr davor hüten, sich von glänzenden äußeren Verhältnissen blenden zu lassen. Bisweilen sind gerade in derartigen Familien die Erziehungsverhältnisse so ungeordnet, daß eine Gefährdung der Kinder und Jugendlichen leicht möglich wäre. Ich selbst habe eine Familie kennengelernt, die nach außen hin den korrektesten Eindruck machte, während sie bei näherem Zusehen sich als Brutstätte der Lüge und Heuchelei erwies. In einer andern gleichfalls vornehm erscheinenden Familie intriguierten die einzelnen Mitglieder gegeneinander und nahmen hiebei auf die heranwachsenden Kinder keine Rücksicht. Auch scheint es, daß nicht immer die böse Stiefmutter ins Gebiet der Märchen zu verweisen ist. Ich selbst habe Fälle kennengelernt, in denen die zweite Frau die Kinder aus erster Ehe absichtlich oder unabsichtlich zurücksetzte und den Rang weit hinter ihren eigenen Kindern zuwies. In manchen Ehen spielt überhaupt die Rangordnung der Kinder eine verhängnisvolle Rolle. Da wird der Erstgeborene, der längere Zeit allein geblieben ist, durch die Geburt des zweiten Kindes entthront, dem nun plötzlich alle Liebe zufließt. Dort ist das Mädchen unerklärlicherweise der Liebling der Familie, es darf alles tun, alle seine Wünsche werden sogleich erfüllt, während der Junge, von Eifersucht fast verzehrt, beiseite steht. Alle diese den Eltern oft nicht klar bewußten Einflüsse können ein Kind, besonders aber einen Jugendlichen, dessen Geltungsbedürfnis sehr stark ist, in eine Abwehrstellung bringen, ihn mit Haß und Mißgunst erfüllen und ethisch nach abwärts drängen. Üble Erziehungseinflüsse herrschen vielfach in Familien, die nervöse Menschen oder Psychopathen begründet haben, die von ihrem Zustand nichts wissen. Schizoide, Hysterische, Nervöse aller Abstufungen sind schlechte Erzieher, sie wirken auf ihre eigenen Kinder ungünstig ein.

So kann es vorkommen, daß man die Schädigungen, die das Milieu mit sich bringt, unter Umständen übersieht. Es scheint nun, daß zwischen Milieu und Anlage eine Wechselwirkung besteht. Eine psychopathische Anlage, die an und für sich latent bliebe, führt durch das Zusammentreffen mit ungünstigen Milieuverhältnissen zur Verwahrlosung; die letzteren sind gleichsam als Nährboden für die antisoziale Ausartung der ersteren zu betrachten. Das ungünstige Milieu wirkt auslösend auf die Verwahrlosungsanlage.

Nur in einzelnen Fällen ereignet es sich, daß eine psychopathische Anlage an und für sich so stark ist, daß sie Verwahrlosung hervorbringt, wie auch ein sehr schlechtes Milieu für sich allein imstande ist, Verwahrlosung herbeizuführen. In letzterem Falle kann ein nur kurzfristiger Aufenthalt in verderblichen äußeren Verhältnissen durch Triebsteigerung oder Triebentfesselung so ungünstig auf die Seele des Kindes einwirken, daß sich eine bleibende Schädigung auch dann geltend macht, wenn es gelingt, das Kind bald aus dem schlechten Milieu zu entfernen.

Nach *Gregor* und *Voigtländer* verwahrlosen aus inneren Ursachen unter den nicht Schulpflichtigen 93%. Wir müssen deshalb annehmen, daß die Fälle, in denen sich das Milieu allein auswirkt, zu den Seltenheiten gehören. Aus anderen Zusammenstellungen scheint allerdings hervorzugehen, daß eine so starke Beteiligung innerer Ursachen an der Verwahrlosung nicht stattfindet. Wenn wir aber in diesen Zusammenstellungen die Charakteristik der angeblich Normalen nachprüfen, so finden wir hier so viele bedenkliche Symptome, daß man bei weitaus den meisten an der behaupteten Normalität zweifeln muß. In meinem eigenen, allerdings nicht sehr großem Material kommen reine Milieufälle überhaupt nicht vor. Alle Fälle von Verwahrlosung, die ich zu sehen bekam, waren mehr oder minder schwere Psychopathen.

Nicht übersehen darf man die Verwahrlosung wegen körperlicher Defekte, die bei Blinden und bei Krüppelhaften zu bedenklichen Charaktereigenschaften führen kann. Blinde verfallen leicht dem Betteln und dem Bettelmusikantentum. Bei Krüppeln sind vielfach neben der Einschränkung der Bewegungsfähigkeit zerebrale Schädigungen zu konstatieren, welche geistigen Defekten zugrunde liegen. In anderen Fällen sind es aber lediglich Minderwertigkeitsgefühle, die als Ursache der Verwahrlosung in Betracht kommen. Näheres ist einer lesenswerten Abhandlung von *H. Radl* (Zeitschrift für Kinderforschung, 1924, Heft 4) zu entnehmen.

Rehm teilt die Verwahrlosung in eine aktive und in eine passive. Aktiv ist sie, wenn die Sprengung des sittlichen und sozialen Halts auf der psychischen Eigenart der Persönlichkeit beruht; passiv ist sie zu nennen, wenn Faktoren der Umwelt das sittliche und soziale Gleichgewicht der Persönlichkeit stören. Die Aktiven unter den Verwahrlosten spielen eine besondere Rolle. Es sind die Tatkräftigen, die Willensmenschen, die vielfach einen suggestiven Einfluß ausüben und Schwächere mitreißen. Man hat oft den Eindruck, daß hier eine einseitig verzogene oder verzerrte Seelenstruktur vorliegt. Würden diese Individuen ihre aktiven Eigenschaften aufbauend betätigen, so könnten sie zweifellos Hervorragendes leisten. Welche Führerbegabung ihnen innewohnt, haben wir in der Zeit des Umsturzes gesehen, in der plötzlich derartige Menschen an die Oberfläche kamen. Sie sind mittlerweile spurlos verschwunden, verdorben und verkommen und wieder in dem großen Sumpf der Verwahrlosung untergetaucht.

Die Kriminalität der Jugendlichen hängt mit der Verwahrlosung aufs engste zusammen. Viele Verwahrlosungsdelikte bringen Jugendliche auch mit dem Strafgesetz in Konflikt. In Zeiten, in denen die Verwahrlosung der Jugendlichen ansteigt, wie etwa während der Kriegsjahre oder in der Nachkriegszeit, erhöht sich auch die Zahl der jugendlichen Kriminellen in ungefähr demselben Verhältnis. Es ist aber nicht richtig, wenn die Kriminalität der Jugendlichen gleichsam als Maß der Verwahrlosung betrachtet wird. Es gibt einerseits hochgradig verwahrloste Jugendliche, die nie kriminell werden, anderseits solche, die eine Straftat zwar begangen haben, sich aber infolge mangelnder sittlicher Reife des Unzulässigen ihrer Handlung, wenigstens im Augenblicke der Tat, nicht bewußt waren. Die Kriminalität der Jugendlichen ist in sehr vielen Fällen zu erklären durch „die gesteigerte Abhängigkeit eines Unreifen von den Affekten des Augenblicks" (*Lippmann*). *Löffler* zeigte an einigen der Erfahrung entnommenen Beispielen, daß Delikte, welche nicht aus Verwahrlosung hervorgehen, sondern vielleicht Ausflüsse jugendlichen Übermuts oder der Not des Augenblicks sind, nach österreichischem Strafrecht mit jahrelanger Kerkerstrafe geahndet werden. *Politz* erwähnt, daß im Seelenleben der jüngsten strafmündigen Gruppe der Gedanke an strafrechtliche Folgen oft völlig fehlt, und wirklich wird manche Straftat von Jugendlichen, die kaum der Kindheit entwachsen sind, in so naiver Weise, lediglich den Eingebungen des Augenblicks folgend, begangen, daß kein pädagogisch denkender Mensch auf Grund einer solchen Handlung ein verdammendes Urteil wird aussprechen können. Nach *Anfosso* erkannten z. B. 30% der befragten Kinder nicht die Notwendigkeit, gefundenes Geld zurückzugeben. Zu ähnlichen Resultaten gelangte *Gizycki* in einer Untersuchung über Funddiebstahl.

Die Delikte, die sich Jugendliche meistens zuschulden kommen lassen, sind Eigentumsvergehen, Roheitsvergehen und Sittlichkeitsvergehen.

Über die Diebstähle psychopathischer Jugendlicher habe ich bereits an früherer Stelle gesprochen. *Spranger* stellt fest, daß das normale Kind ideomotorisch veranlagt ist, das heißt sein Vorstellungsleben ist aufs engste mit begleitenden Bewegungen und Handlungen assoziiert. „Was das Kind sieht, will es haben." Später tritt dann eine Hemmung dieses primitiven Aneignungstriebes ein. Aber zu Beginn der Pubertät können wir oft ein Zurücksinken auf die kindliche Stufe feststellen. „Unter Überspringung der schützenden Zwischenglieder erfolgt nun wieder die rein ideomotorische Handlung." Auch Kurzschlußhandlungen kommt hier mitunter große Bedeutung zu. Es ist durchaus glaubhaft, wenn Jugendliche gelegentlich begangener Diebstähle behaupten, „sie wüßten nicht, wie sie dazu gekommen sind". Auf das Triebhafte dieser Diebstähle weist oft auch die Sinnlosigkeit der Tat hin, da Dinge entwendet werden, die für den betreffenden Jugendlichen nicht den mindesten Wert haben, ferner das Bedürfnis, die gestohlenen Sachen so bald als möglich loszuwerden. Bei diesen Diebstählen sind zweifellos auch unbestimmte und unbewußte Wunschregungen beteiligt, die hemmungslos in Taten umgesetzt werden. In der Pubertät sind Selbstüberwindung und Selbstbeherrschung durchaus keine selbstverständlichen Eigenschaften. Wenn demnach die Versuchung in allzu verlockender Form an den Jugendlichen herantritt, so ist es nicht unverständlich, wenn er dieser erliegt, wobei seine sonstigen sittlichen Qualitäten keineswegs besonders schlecht zu sein brauchen.

Bei den Roheitsdelikten ist oft das Kraftgefühl und der Tatendrang der Pubertät ins Maßlose verzerrt. Sicherlich sind hier nicht selten auch schwer antisoziale Tendenzen beteiligt, ein Drang, zurückgehaltene Wut und Rachgier auszutoben. Die Roheitsdelikte verteilen sich nach *Gruhle* ihrer Häufigkeit nach auf Sachbeschädigung, Körperverletzung, Bedrohung, Beleidigung, Widerstand, Brandstiftung und grobem Unfug. Hier tritt nicht selten die Schädigungsabsicht einer mißliebigen Umgebung gegenüber deutlich hervor. Oft ist es nur blinde Auflehnung gegen die Rechtsordnung, ein „Durchbruch der vom erwachsenen bürgerlichen Normaltypus abweichenden Strukturen", die zu an und für sich fast unbegreiflichen Roheitshandlungen führt.

Die Sexualdelikte, die in der Jugendkriminalität an dritter Stelle zu verzeichnen sind, stehen mit der Tatsache in seltsamem Widerspruch, „daß die geschlechtliche Verwahrlosung der männlichen Jugend durchaus in den Hintergrund tritt", „Die Zahl derer, die in der geschlechtlichen Verwahrlosung untergegangen sind, ist im Grunde genommen so klein, daß man sie praktisch gar nicht in Rechnung zu setzen braucht" (*Mönkemöller*). Es gibt nun allerdings Jugendliche, in deren Seelenleben das Sexuelle derart im Vordergrund steht, daß es alle Gefühle und Vorstellungen beherrscht (sexuelle Konstitutionen [*54*]). Bei diesen entwickelt sich oft auf triebhafter Basis ein starkes sexuelles Verlangen, das nicht selten alle Schranken durchbricht und zu unsittlichen Handlungen führen kann. Aber auch die Zahl dieser sexuellen Konstitutionen ist sicherlich nicht so groß, daß sie die verhältnismäßig häufigen Sittlichkeitsdelikte restlos aufklären könnte. *Mönkemöller* weist die Ursachen in einer Schilderung nach, welche den erschreckenden Tiefstand unserer öffentlichen Moral gerade in sexueller Hinsicht brandmarkt. Tatsächlich sind viele Unsittlichkeiten Pubertierender aus einer gewissen sexuellen Hochspannung zu erklären, die künstlich in sie hineingetragen wird. Auch bei männlichen Jugendlichen spielt in sexuellen Dingen die Verführung eine große Rolle. Es sind in der Regel ältere Freunde, die den Jüngeren in weitestgehender Weise aufklären, in ihm Neugierde erwecken und das Verlangen, sich sexuell zu betätigen. Sehr kennzeichnend in dieser Richtung ist folgender Vorfall: Ein junger, unverdorbener Lehrling hört in der Werkstätte von älteren Gesellen nichts als laszive Redensarten. Sie erzählen von ihren sexuellen Erlebnissen, prahlen damit. Auch obszöne Bilder werden dem Lehrling gezeigt. Die sechzehnjährige Tochter des Meisters ist ganz besonders Gegenstand unsittlicher Bemerkungen. Ferner reden sie dem Lehrling ein, das Mädchen sei in ihn verliebt. Der Junge bekommt an einem Vormittag gelegentlich einer Lieferung Wein, trifft dann Mittag das Mädchen allein an und vergewaltigt es. — Hier ist also die sexuelle Begehrlichkeit erst in dem Jungen erweckt worden, verschiedene Umstände haben diese bis zur Siedehitze gesteigert und die verbrecherische Tat hervorgebracht, die vielleicht als Kurzschlußhandlung zu deuten ist, da sie mit dem sonstigen scheuen und schüchternen Wesen des Jungen nicht in Einklang steht.

In manchen Fällen bricht die sexuelle Begehrlichkeit bei Pubertierenden plötzlich nach einem starken sexuellen Erlebnis hervor. Unzweckmäßige und ungeschickte sexuelle Aufklärung spielt hier bisweilen eine verhängnisvolle Rolle. Ein Jugendlicher, der wegen nervöser Eigentümlichkeiten einer psychoanalytischen Behandlung unterzogen wurde, zeigte sich plötzlich sexuell übererregt und zu sexuellen Angriffen auf seine Umgebung geneigt. — Schamlosigkeit ist oft eines der ersten Symptome schizophrener Charakteränderung. Sexuelle Frühreife ist ein charakteristisches Merkmal der Hysterie; in der Pubertät treten dann nicht selten Geschlechtsbeziehungen abnormer Richtung hervor, die das Individuum mit dem Strafgesetz in Konflikt bringen können.

Einige Zahlen sollen Ihnen zeigen, in welchem Maße die Jugendkriminalität im Ansteigen begriffen ist: Die Leipziger Zentrale für Jugendfürsorge veröffentlicht folgende Daten über die straffälligen Jugendlichen: 1913/14:456; 1914/15:292; 1915/16:680; 1916:883; 1917:1260.

Die Dresdner Jugendhilfe: 1913:581; 1914:476; 1915:880; 1916:1176; 1917:1400.

Die Jugendhilfe Halle a. S.: 1913:338; 1914:251; 1915:445; 1916:14611!

Der Berliner Jugendgerichtshilfe wurden überwiesen 1914: 1702; 1915:2890; 1916:4297 neue Fälle.

Das Jugendgericht Köln hatte sich mit Strafsachen gegen Jugendliche zu befassen: 1913 in 903 Fällen, 1914 in 693; 1915 in 982, 1916 in 1612, 1917 in 2043, 1918 in 3000 Fällen. (Nach *H. Többen.*)

In Wien wurden im Jahre 1924 9293 Jugendliche im Alter von 14 bis 18 Jahren, von denen 1758 oder 19% bereits vorbestraft waren, verurteilt, und zwar 1892 wegen Verbrechen, 30 wegen Vergehen, 7371 wegen Übertretungen. Im Verhältnis zur Gesamtkriminalität entfielen auf 100 Verurteilte 9 Jugendliche und auf 100 wegen Verbrechen Verurteilte 10 Jugendliche. Am Verbrechen des Diebstahls waren Jugendliche mit 13%, an Sittlichkeitsverbrechen mit 20% beteiligt. Von den 9293 Jugendlichen erhielten 627 Kerkerstrafen, 6851 Arreststrafen. Es wurden also über 7478 Jugendliche Freiheitsstrafen verhängt. Unter 50 Aburteilungen wegen Mordes, die im Berichtsjahre überhaupt stattfanden, betrafen 7 Jugendliche.

Wenn auch ein großer Teil der Straftaten, die Jugendliche begehen, unter der Einwirkung abnormer Veranlagung zustande kommt, so ist trotzdem die Notwendigkeit, sie hiefür zur Verantwortung zu ziehen, unbedingt gegeben. Es ist aber unmittelbar klar, daß es unmöglich ist, hiebei dieselben Gesichtspunkte gelten zu lassen, die bei den analogen Verfehlungen Erwachsener zur Anwendung gelangen. Da die Straftaten Jugendlicher psychologisch anders zu beurteilen sind als die Straftaten Erwachsener, so muß für erstere auch eine andere rechtliche Grundlage geschaffen werden. Hinter allen diesbezüglichen gesetzlichen Maßnahmen muß der Erziehungsgedanke in erster Reihe stehen. Es geht nicht an, einer jugendlichen Person den Zustand der Verwahrlosung, in den sie ohne ihr eigenes Verschulden geraten ist, auch wenn dieser in einer strafbaren Handlung in die Erscheinung tritt, als eigene Schuld anzurechnen und entgelten zu lassen. *Heinrich Reicher* nennt ein solches Vorgehen einen Akt der Grausamkeit.

Gegen die strafrechtliche Ahndung von Vergehen und Verbrechen, welche von Jugendlichen verübt werden, ergeben sich aber sonst auch schwere Bedenken. Es zeigt sich nämlich, daß Jugendliche, die mit dem Gericht in Berührung gekommen sind, oft nachher in folgenschwerster Weise verwahrlosen, und daß strafrechtliche Behandlung eines Jugendlichen und der damit verbundene Strafvollzug eine völlige psychische Umstellung bei dem Jugendlichen bewirken, infolge deren keine Besserung, sondern eine entschiedene Verschlechterung in sittlicher Beziehung eintritt. Der Jugendliche, der vorher vielleicht nur triebhaft gehandelt hat, wird jetzt zu einem bewußten Gegner der menschlichen Gesellschaft, er empfängt seine Prägung zum Schädling, er wird aus einem Asozialen ein Antisozialer. Hiezu kommt, daß er durch die strafrechtliche Behandlung gänzlich in einem Milieu untertaucht, vor dem er mit allen Mitteln bewahrt bleiben sollte. Er hat hier nur mit Straffälligen, mit Übeltätern, mit Menschen zu tun, die die Bindung an gesunde, ethische Verhältnisse nahezu gänzlich verloren haben.

Daß die Jugendlichen in Jugendgefängnissen untereinander leben und von der Berührung mit erwachsenen Verbrechern gehütet werden, ist nur scheinbar ein Fortschritt. Die Beobachtung des Treibens erwachsener Strafgefangener wirkt sicherlich vielfach verderblich ein; aber ebenso gefährlich ist für den Neuling ein Aufenthalt unter jugendlichen Häftlingen, die gleichsam einen Austausch ihrer Verderbtheiten pflegen und sich häufig genug in bezug auf Roheit und Gemeinheit der Gesinnung zu überbieten trachten. Verhängnisvolle Freundschaften werden im Jugendgefängnis geschlossen, Belehrungen bedenklichster Art entgegengenommen, Pläne für weitere Missetaten entworfen. Vielfach wird darauf hingewiesen, daß in diesen Anstalten die Jugendlichen nicht ohne Erziehung bleiben. Hiezu sagt *H. Reicher:* „Wenn während der Anhaltung in diesen Anstalten auf die Angehaltenen auch sittlich-religiös eingewirkt wird, dieselben unterrichtet und an Arbeit gewöhnt werden, so wird um dessen willen aus dieser Strafersatzmaßnahme noch immer keine Erziehungsmaßnahme." Vor Jahren gesprochen, haben diese Worte nichtsdestoweniger auch heute noch Gültigkeit.

Es bedeutet pädagogisch einen außerordentlichen Fortschritt, daß *Seyß-Inquart* das Wiener Jugendgefängnis vollständig in eine Erziehungsanstalt umgewandelt hat, die alle Härten des Strafvollzuges vermeidet. Oft ist die Ursache der Verwahrlosung der Jugendlichen ein schon in der Kindheit nicht befriedigtes Bedürfnis nach Licht, Luft und Freude. Hinter Kerkermauern wird dieses Bedürfnis nicht befriedigt und die Verwahrlosung kann hier nie verhindert werden. *Seyß-Inquart* hat auch in dieser Hinsicht das möglichste getan, um den Jugendlichen ein freundliches, von Liebe und Wohlwollen erfülltes Heim zu gewähren. Ähnliche Absichten lagen der Gründung des Jugendgefängnisses Hahnöfersand bei Hamburg zugrunde. „Es galt, dem Jugendlichen einen Begriff für höhere und wertvollere Freuden, als er sie bisher gekannt, beizubringen und in ihm Kräfte zu schaffen, die ein

Gegengewicht gegen all das Üble und Schlechte bilden sollten, das er bisher kennengelernt und das ihn schließlich ins Gefängnis gebracht hatte" (*Hermann*).

Die Bestrebungen, ein Jugendstrafrecht zu schaffen, sind sicherlich zu begrüßen, da die strafrechtliche Behandlung von Jugendlichen nach den für Erwachsene geltenden Bestimmungen zu Konsequenzen führt, die auch bei mildester Interpretation als unhaltbar bezeichnet werden müssen. Aber auch das beste Jugendstrafrecht wird allen Fällen von Jugendverwahrlosung nicht gerecht werden können. Hier ergeben sich derartige individuelle Unterschiede, daß nur eine tiefgründige psychologische und pädagogische Beurteilung jeden Fall richtig zu werten imstande wäre. Jugendrichter sollten für ihre Aufgabe besonders vorgebildet sein und zu diesem Zwecke auch über hinreichende psychologische Kenntnisse verfügen. Die Zuziehung eines Psychiaters genügt nicht für alle Fälle. *William Stern* hat — insbesondere bei Sittlichkeitsprozessen — auf die unbedingte Notwendigkeit der Bestellung eines psychologischen Sachverständigen hingewiesen.

Das wichtigste Problem ist das des Strafvollzuges. Bei Jugendlichen ist einzig und allein die Erziehungsstrafe berechtigt, wobei der Strafgedanke hinter dem Erziehungsgedanken vollständig zurücktreten muß. Die Fürsorgeerziehung, die in solchen Fällen, aber auch bei drohender und bereits eingetretener Verwahrlosung, berechtigt ist, soll aber nicht anders als nach den Prinzipien der Heilpädagogik ausgeübt werden. Schon im Jahre 1895 habe ich in einer Abhandlung „Pädagogik, Psychiatrie und Kriminalogie" in *Dittes'* Pädagogium den Gedanken ausgeführt, daß die Korrektionserziehung zur Heilerziehung umgewandelt werden müsse. Ich hatte diesen Aufsatz mit den Worten geschlossen: „Weit über die enge Schulstube hinaus soll sie (die Pädagogik) ihre Leuchte in die Reihen jener Unglücklichen tragen, welche ethisch und intellektuell verkümmert, abseits der menschlichen Gesellschaft ein freudloses, ödes Dasein führen. Dadurch wird es der Erziehungswissenschaft möglich, einen Teil jener Schuld zu tilgen, welche selbst die Wissenden und Aufgeklärten jahrhundertelang durch kurzsichtigen Egoismus an jenen Unglücklichen verübt haben." Ich fand damals nirgends Gehör. Als die Erfolge der alten Fürsorgeerziehung, die ihre Mittel vielfach dem Strafvollzug an Erwachsenen entlehnte, als unbefriedigend erkannt wurden, habe ich neuerdings mit allem Nachdruck die Forderung erhoben, daß die Fürsorgeerziehung im Sinne der Heilpädagogik umgestaltet werde („Fürsorgeerziehung und Heilpädagogik", 1905). Mittlerweile hat die Heilpädagogik einen nie geahnten Aufschwung genommen und auch die Fürsorgeerziehung mit ihrem Geist durchdrungen. Die Erfolge, die auf diese Weise erzielt wurden, haben im Laufe der Zeit alle Gegner zum Schweigen gebracht, die sich im Anfang gegen diese organisatorische Änderung erhoben hatten. Die neuen Gesetze zum Schutze der Jugendlichen in Deutschland, insbesondere das Reichsgesetz für Jugendwohlfahrt, schaffen für heilpädagogische Einwirkungen ein weites Anwendungsgebiet.

Aber nicht allein der bereits vollentwickelten Verwahrlosung, die vielfach in der Kriminalität der Jugendlichen zum Ausdruck kommt, gilt unsere pädagogische Abwehrarbeit. Vielmehr kommt es darauf an, Verwahrlosung und Kriminalität zu verhüten. Die Hauptquelle dieser sozialen Schäden sind zweifellos die psychopathischen Konstitutionen, jene Fälle, die zwischen geistiger Krankheit und geistiger Gesundheit stehen und in der Regel in antisozialer Richtung ausarten. Die Bekämpfung dieser Defekte macht sich die Psychopathenfürsorge zur Aufgabe. Diese Bestrebungen müssen der Tatsache Rechnung tragen, daß es sich hier größtenteils um Auswirkungen angeborener Anlagen handelt, die von Grund auf zu ändern kaum im Bereiche menschlicher Schaffenskraft gelegen ist. Die Anlage selbst zu beseitigen, wäre vergebliche Mühe. Aber damit ist keineswegs jede Hilfsbereitschaft im vorhinein als nutzlos zurückzuweisen. Es gibt keinen Menschen, und wenn er auch noch so hoch stünde, der in seinem Wesen nicht durch Anlage bedingte Schwierigkeiten fände, die er überwinden muß, wenn er die sich gestellte Aufgabe erfüllen will. Diese Aufgabe wird in der Regel in stiller Selbsterziehung geleistet, wozu allerdings die erziehlichen Bemühungen der Umgebung oft Anstoß und Vorbild geben. Auch bei den Psychopathen handelt es sich schließlich um das Problem der Selbsterziehung. Alle verfügbaren Kräfte müssen in der Richtung mobil gemacht werden, die Anlage, welche störend in das Leben des Individuums selbst und in das seiner Umgebung eingreift, zu kompensieren, unschädlich zu machen, vielleicht auch in einer solchen Weise zu ändern, daß sie irgendwelchen sozialen Leistungen dienstbar gemacht werden kann. Man denke hier nur an die hohe Aktivität, die Willensstärke mancher Psychopathen, die bisweilen durch richtige Umstellung der Arbeit und des Beschäftigungsplanes produktiv ausgewertet werden kann (aktive Pädagogik [*Gregor*]). Daß man auch hier den Feind im eigenen Lager erkennen muß, bevor man ihn bekämpfen kann, ist fast selbstverständlich. Das: „Erkenne dich selbst!" hat hier besondere Bedeutung, jedoch nicht im Sinne einer trostlosen und unbefriedigenden Selbstanalyse, sondern im Sinne des Einschaltens von Willensströmungen, die mit dem krankhaften, störend wirkenden Teil des Ich fertig werden sollen. Sehr treffend hat *Ruth von der Leyen* Ziele und Zweck der Psychopathenfürsorge zum Ausdruck gebracht: „Das Ziel unserer Arbeit ist, Kinder und Jugendliche durch die an ihnen geleistete Erziehungsarbeit fähig zu machen, die Schwierigkeiten so weit zu überwinden, daß sie ihren Lebensweg nicht stören."

Von außerordentlicher Bedeutung in der Psychopathenfürsorge erweist sich die Arbeitserziehung. Diese besteht darin, daß man durch richtige Auswahl der richtigen Beschäftigung Freude an der Arbeit in die Seele der Jugendlichen verpflanzt und in ihnen das Bedürfnis zu nützlichem Tun anregt. Nicht das Lernen, das Hochzüchten intellektueller Funktionen, sondern die richtige Anwendung der Kräfte zu eigenem Nutzen und zum Vorteil der Gemeinschaft, der der Zögling angehört, ist die hervorragendste pädagogische Aufgabe der Psychopathenfürsorge. Je nach Arbeitsfähigkeit und Arbeitswille wird sich die Zukunft des Psychopathen gestalten; auf die Erweckung und Belebung dieser Eigenschaften kommt es bei der Behandlung vor allem an. Sind diese Voraussetzungen für die Erziehung mit keinem Mittel zu erwecken, dann steht es um den Psychopathen schlecht: *Gregor* ist völlig im Rechte, wenn er denjenigen Psychopathen für unverbesserlich erklärt, der zu keiner Arbeit zu gebrauchen ist und sich gegen jede Art derselben auflehnt.

Die Erfolge der Psychopathenfürsorge sind groß und berechtigen zu den schönsten Hoffnungen. Noch größer werden sie sein, wenn es möglich sein wird, die Psychopathen rechtzeitig zu erfassen, sie schon im kindlichen Alter zu erkennen und sie einer entsprechenden Behandlung zuzuführen, bevor sich noch die ersten Zeichen der Verwahrlosung geltend machen. Auch von diesem Gesichtspunkt aus ist die Schaffung einer pädagogischen Diagnostik und einer wissenschaftlich begründeten Lehre von den Fehlern der Kinder ein dringendes Erfordernis.

Die Wirkung, die vom Erzieher auf den Zögling ausgeht, ist nicht bloß eine Sache pädagogischer Übung und Erfahrung, sondern auch eine unmittelbare Funktion der Persönlichkeit. Noch viel mehr gilt dies für die Psychopathenerziehung. Die Erfolge und Fortschritte der Psychopathenfürsorge sind von den persönlichen Qualitäten ihrer Führer und Organisatoren nicht zu trennen. Hier sind vor allem die Namen *Ruth von der Leyen* und *Albert Gregor* zu nennen, die sich auf dem Gebiete der Psychopathenfürsorge bleibende Verdienste erworben haben.

Verzeichnis

von

Werken zur allgemeinen Orientierung auf den Gebieten der Psychologie und Psychopathologie des Jugendlichen

A. Psychologie

Bühler Charlotte: Das Seelenleben des Jugendlichen. 3. Aufl. Jena: G. Fischer.

— Quellen und Studien zur Jugendkunde. Jena: G. Fischer.

Conrad: Psychologische Jugendpflege. Göttingen: Vandenhoeck und Ruprecht.

Giese F.: Das freie literarische Schaffen bei Kindern und Jugendlichen. Beihefte der Zeitschrift für angewandte Psychologie. Leipzig: A. Barth.

Hoffmann Walter: Die Reifezeit. 2. Aufl. Leipzig: Quelle und Meyer.

Küster: Erziehungsprobleme der Reifezeit. Mit Beiträgen von W. Stern, W. Hoffmann, Gaebel, Haarmann, Ziehen u. a. Leipzig: Quelle und Meyer

Lau: Beiträge zur Psychologie der Jugendlichen. 3. Aufl. Langensalza: Baltz.

Spranger: Psychologie des Jugendalters. 8. Aufl. Leipzig: Quelle und Meyer.

Stern William: Anfänge der Reifezeit. Leipzig: Quelle und Meyer.

Tumlirz O.: Die Reifejahre. Leipzig: J. Klinkhardt.

— Einführung in die Jugendkunde. 2. Aufl. Leipzig: J. Klinkhardt.

B. Psychopathologie

von Düring: Grundlagen und Grundsätze der Heilpädagogik. München-Leipzig: Rotapfel-Verlag A.-G.

Gregor: Leitfaden der Fürsorgeerziehung. Berlin: S. Karger.

Gregor und *Voigtländer:* Die Verwahrlosung, ihre klinisch-psychologische Bewertung und ihre Bekämpfung. Berlin: S. Karger.

— Charakterstruktur verwahrloster Kinder und Jugendlicher. Beihefte zur Zeitschrift für angewandte Psychologie. Leipzig: A. Barth.

Gruhle: Die Ursachen der jugendlichen Verwahrlosung und Kriminalität. Berlin: J. Springer.

Heller: Grundriß der Heilpädagogik. 3. Aufl. Leipzig: W. Engelmann.

— Pädagogische Therapie. Berlin: J. Springer.

Heller-Schiller-Taube: Enzyklopädisches Handbuch des Kinderschutzes und der Jugendfürsorge. Leipzig: W. Engelmann.

Homburger: Psychopathologie des Kindesalters. Berlin: J. Springer. (Enthält auch viele Hinweise auf die Pubertät.)

Kretschmer Ernst: Körperbau und Charakter. 5. und 6. Aufl. Berlin: J. Springer.

— Medizinische Psychologie. 3. Aufl. Leipzig: G. Thieme.

Lazar: Medizinische Grundlagen der Heilpädagogik. Wien: J. Springer.

Mönkemöller: Das Pubertätsalter des Kindes. Leipzig: Akademischer Verlag.

Pappenheim und *Grosz:* Die Neurosen und Psychosen des Pubertätsalters. Berlin: J. Springer.

Psychopathenfürsorge, Berichte über die Tagungen. Berlin: J. Springer.

Reicher H.: Die Fürsorge für die verwahrloste Jugend. Wien: Manzsche Verlags- und Universitätsbuchhandlung.

Runge und *Rehm:* Über die Verwahrlosung der Jugendlichen. Berlin: S. Karger.

Schulz J. H.: Psychotherapie und Erziehung. Jena: G. Fischer.

Siefert: Psychiatrische Untersuchungen über Fürsorgezöglinge. Halle a. S.: C. Marhold.

Stelzner: Die psychopathischen Konstitutionen und ihre soziologische Bedeutung. Berlin: S. Karger.

Többen H.: Die Jugendverwahrlosung und ihre Bekämpfung. 2. Aufl. Münster: Aschendorffsche Verlagsbuchhandlung.

Ziehen Th.: Das Seelenleben des Jugendlichen 1. und 2. Aufl. Langensalza: Beyer und Söhne.

Über Psychologie und Psychopathologie des Kindes

Von

Dr. Theodor Heller

Direktor der Erziehungsanstalt Wien-Grinzing

Zweite, erweiterte Auflage. 63 Seiten. 1925. / Preis: 2.— Reichsmark, 3.40 Schilling

Inhaltsverzeichnis:

Vorwort. — I. Psychologie des Kindes. Grundtatsachen. Die Entwicklung der geistigen Fähigkeiten. Kind und Schule. - II. Psychopathologie des Kindes. Die geistigen Schwächezustände. Die nervöse Konstitution. Die psychopathischen Konstitutionen. Wandertrieb. Selbstmord. Heilpädagogik als Fürsorgeerziehung. — Literaturnachweis.

Aus den Besprechungen:

Hellers Vorträge bringen in klarer und anregender Diktion eine treffliche Darstellung des behandelten Gebietes. Die Psychologie bildet für ihn den Leitfaden, an dem er den Lehrer, Erzieher, aber auch jeden gebildeten Laien, den Erziehungsfragen berühren, in das pathologische Geschehen psychisch abnormer Kinder und die sich daraus ergebenden Aufgaben einführt. Heller nimmt auch zu den die beteiligten Kreise bewegenden Fragen der Fürsorgeerziehung, Psychopathenfürsorge und Heilpädagogik Stellung und verweist nachdrücklich auf den Heilpädagogischen Kongreß, der die heilpädagogische Bewegung leitet. Mit Stern möchte er dem Lehrer einen heilpädagogisch erfahrenen Schulpsychologen zur Beratung in schwierigen pädagogischen Fragen zur Seite stellen. Damit ist wohl die erzieherische Seite der Fürsorge für abnorme Kinder der Lösung zugeführt... *Zeitschrift für Kinderforschung*

Besser und gehaltvoller läßt sich auf 63 Seiten das Thema unmöglich behandeln, als es Heller in diesem Vortragszyklus getan hat. Die kleine Abhandlung will und kann selbstverständlich nichts anderes sein als eine Einführung, aber gerade nach einer solchen verlangen heute weite Kreise; sie können sich keinem sachlicheren und unkomplizierteren Führer anvertrauen als Heller. *Klinische Wochenschrift*

Das Büchlein, das in knapper Form die wichtigsten Tatsachen aus dem Seelenleben des gesunden und abnormalen Kindes mitteilt, tritt auch einem Problem nahe, das für die Lehrer an höheren Schulen von außerordentlicher Bedeutung ist. Es handelt sich um die Psychopathen, die Sorgenkinder nicht bloß der Eltern, sondern auch der Lehrer. Gehen doch die meisten disziplinären Schwierigkeiten von derartigen Schülern aus, die zwar meist den intellektuellen Anforderungen der Schule genügen, ja häufig sogar zu den guten und besten Schülern gehören, für Ordnung und regelmäßige Pflichterfüllung aber meist keinen Sinn haben und, da sie oft Führernaturen sind, suggestiv auf die anderen Schüler wirken und sie mitreißen. Der Lehrer steht solchen Schülern nicht selten hilflos gegenüber, da ihn seine pädagogische Erfahrung und sein pädagogisches Können, das sich auf normale Individuen bezieht, im Stiche lassen. Der Verfasser rät die Abhaltung von Kursen an, in denen die Lehrer über Wesen und Erscheinungsformen der psychopathischen Konstitutionen aufgeklärt werden, er verlangt aber auch, daß den Lehrern die Möglichkeit geboten werde, in derartigen Fällen erfahrene Schulpsychologen zu Rate zu ziehen. Ein besonderer Abschnitt ist den Schülerselbstmorden gewidmet, die der Verfasser ausnahmslos als pathologisches Geschehen, als Auswirkung eines bis zur Unerträglichkeit gesteigerten Unlustgefühls ansieht, bei dem Verstandesmotive beinahe keine Rolle spielen. So geht aus Hellers Schrift eine neue Problemstellung diesen betrübenden Tatsachen gegenüber hervor, die auch für die Frage der Schuld an diesen Vorkommnissen neue Gesichtspunkte ergibt. *Der Volksschulwart*

GPSR Compliance

The European Union's (EU) General Product Safety Regulation (GPSR) is a set of rules that requires consumer products to be safe and our obligations to ensure this.

If you have any concerns about our products, you can contact us on ProductSafety@springernature.com

In case Publisher is established outside the EU, the EU authorized representative is:

Springer Nature Customer Service Center GmbH
Europaplatz 3
69115 Heidelberg, Germany

Batch number: 10832996

Printed by Printforce, the Netherlands